健康ライブラリー　イラスト版

新版

適応障害のことがよくわかる本

医療法人和楽会理事長
貝谷久宣 監修

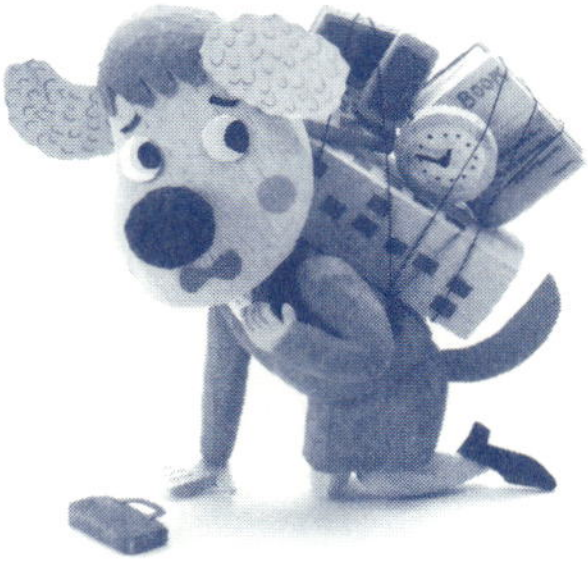

講談社

まえがき

　近年、こころの病で受診することへの抵抗が少なくなったとはいえ、精神科のクリニックや病院に行くのは、よほどの症状が現れたときです。ストレスがあって、少し気持ちが落ち込んでいるくらいでは、酒でも飲んで寝てしまおうとか、そのうち元気になるだろうと、やり過ごしてしまうでしょう。

　ですから、私のクリニックで適応障害と診断される患者さんは、あまり多くありません。うつ病やパニック症が多いのです。けれど、不安や抑うつの症状は、適応障害と共通するところが大で、違いは、原因となったストレスが明確かどうかだけです。

　適応障害になる人は、まじめでがんばりすぎるタイプというのが、これまでの見方でしたが、最近は違うタイプも多くなっています。

　社会に出るまでの経験が少なく、困難な状況を乗り越えたり、折り合いをつけたりしたことがほとんどないタイプ。多くは二〇代から三〇代です。少し注意を受けただけで非難されたと受け取り、それに耐えられない、うたれ弱い人たちです。

　こうしたタイプは、ストレスとなった環境を変えても、なかなか改善していきません。治療にある程度の時間をかけて、じっくりとりくんでいきます。本人が、病気を誰かのせいにしたり、誰かに治してもらおうと頼ったりせず、自分で治そうと強く思うことが重要です。

　彼らの言うとおり、今の世の中はストレスが多く、生きづらいことは確かです。親も学校も社会も機能していません。けれど、そう言っているだけではなにも解決しません。そんな世の中で、どう生きていくかを考えなくてはならないでしょう。

　これからでも、けっして遅くはありません。多くの「場」を経験し、多くの人に会い、視野を広げ、柔軟で強いこころを育てていってください。

　なお、本書は二〇一二年に発行した『適応障害のことがよくわかる本』を、DSM-5（『精神疾患の診断・統計マニュアル』）に合わせて見直した新版です。

医療法人和楽会理事長
貝谷　久宜

新版　適応障害のことがよくわかる本

もくじ

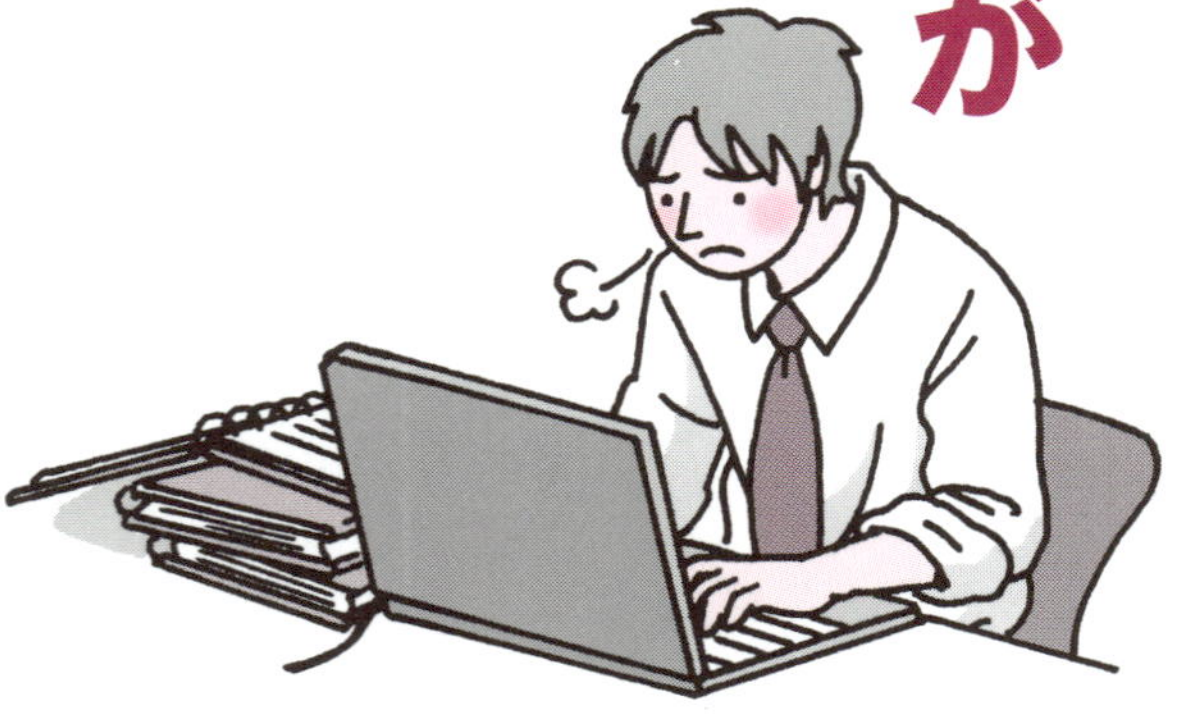

2 多くの人は抑うつと不安が主症状に

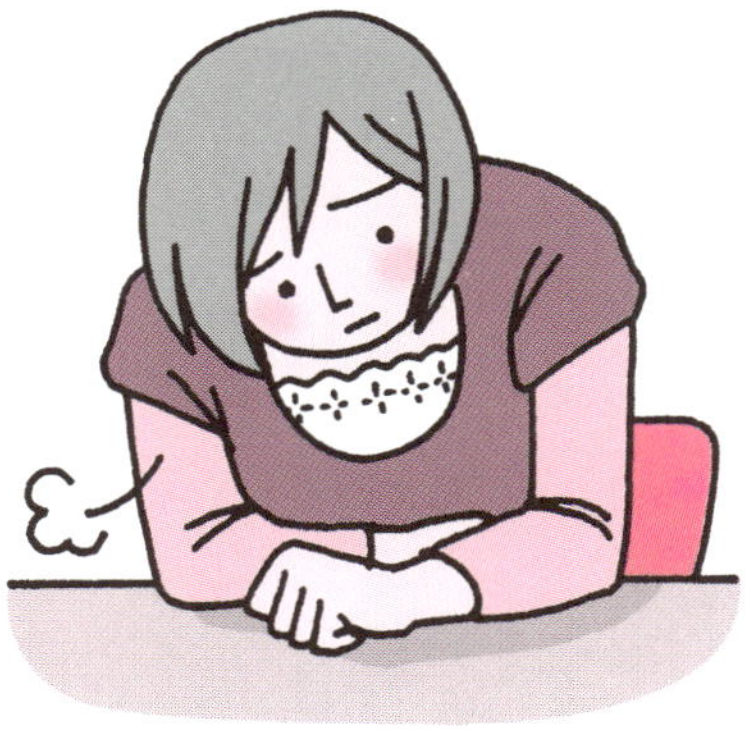

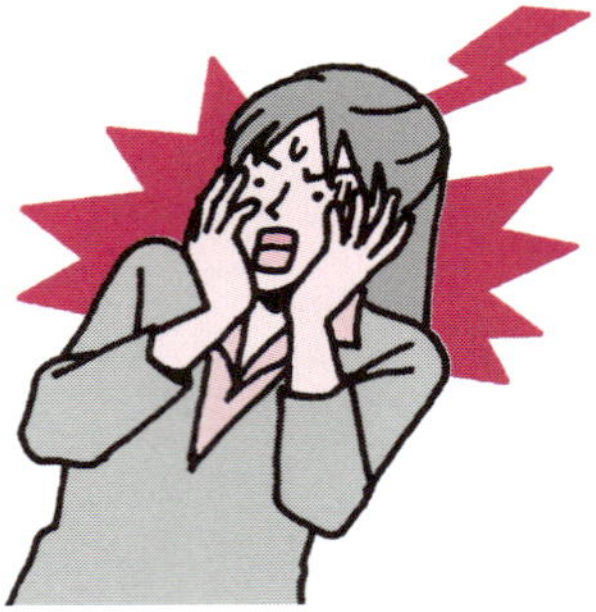

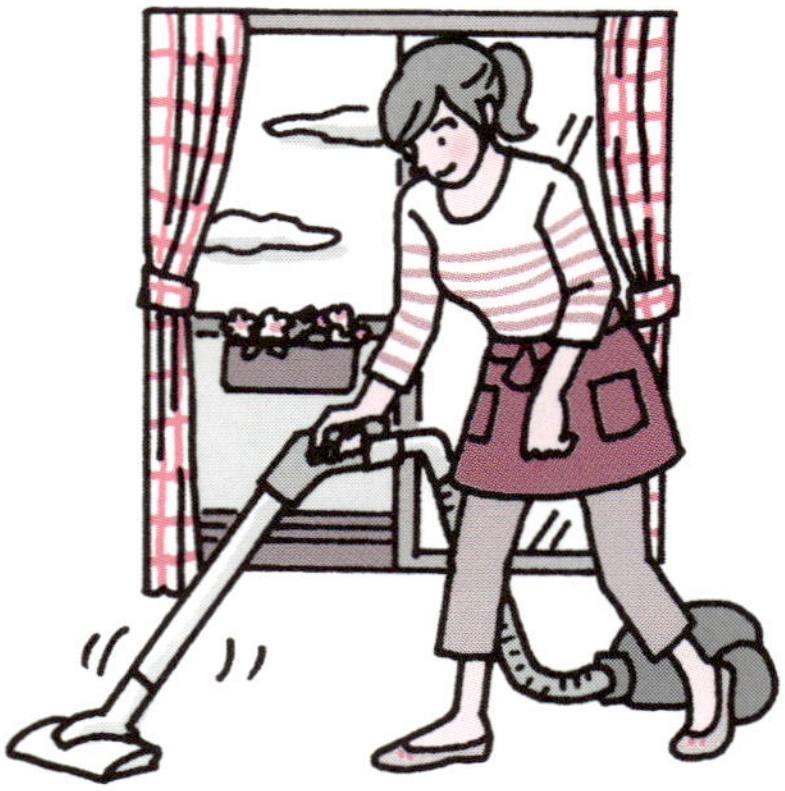

4 正しい診断が適切な治療につながる

5 精神療法と生活療法で再スタート

チェックテスト

適応障害のこと、どのくらいご存じですか？

聞いたことはあるけれど、適応障害とはなんだかよくわからないという人は多いようです。

1～10の説明が正しいかどうか、○か×で答えてみてください。

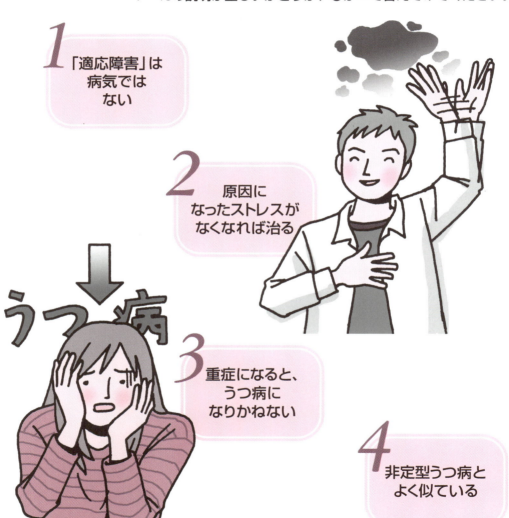

1 「適応障害」は病気ではない

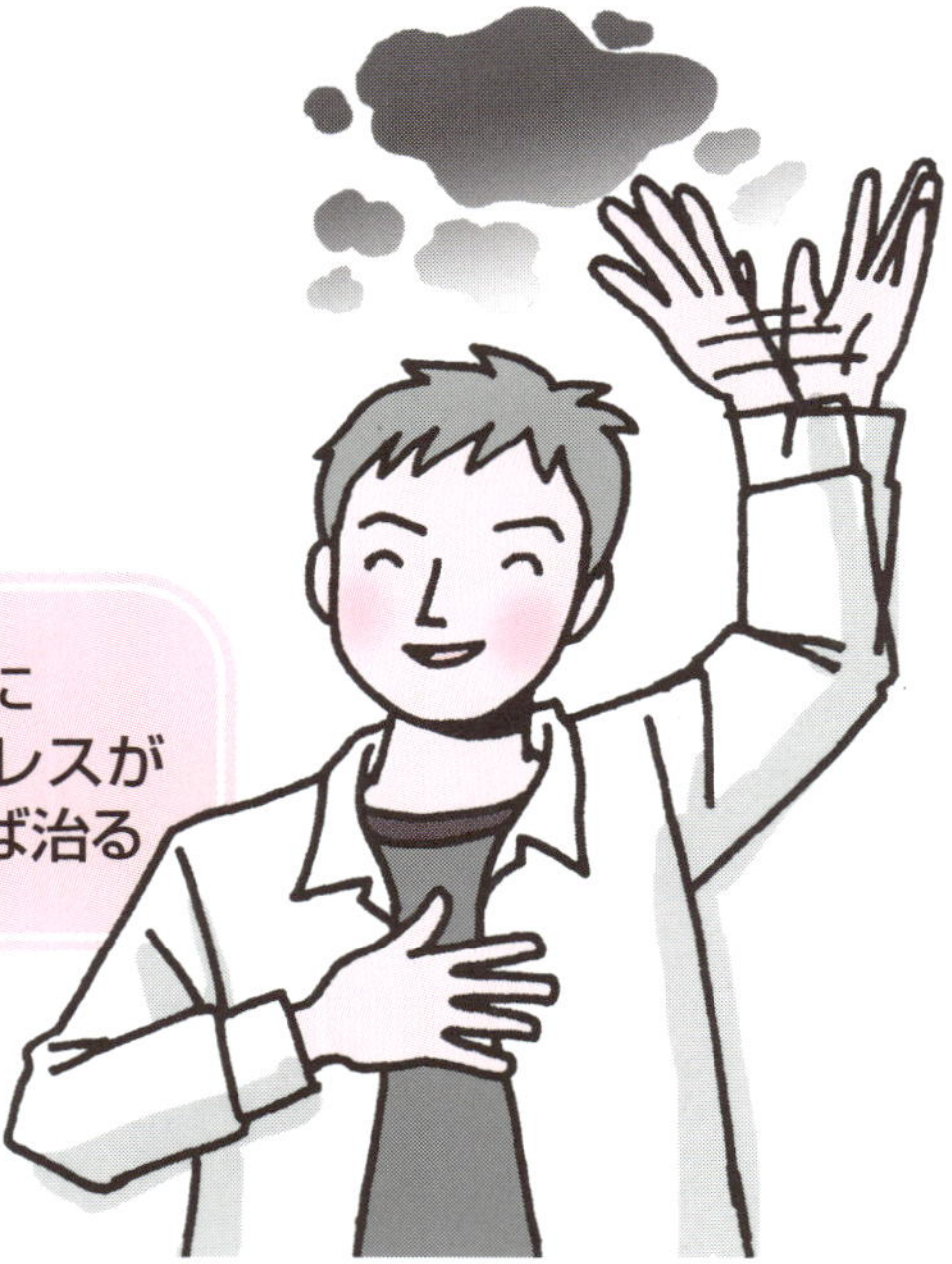

2 原因になったストレスがなくなれば治る

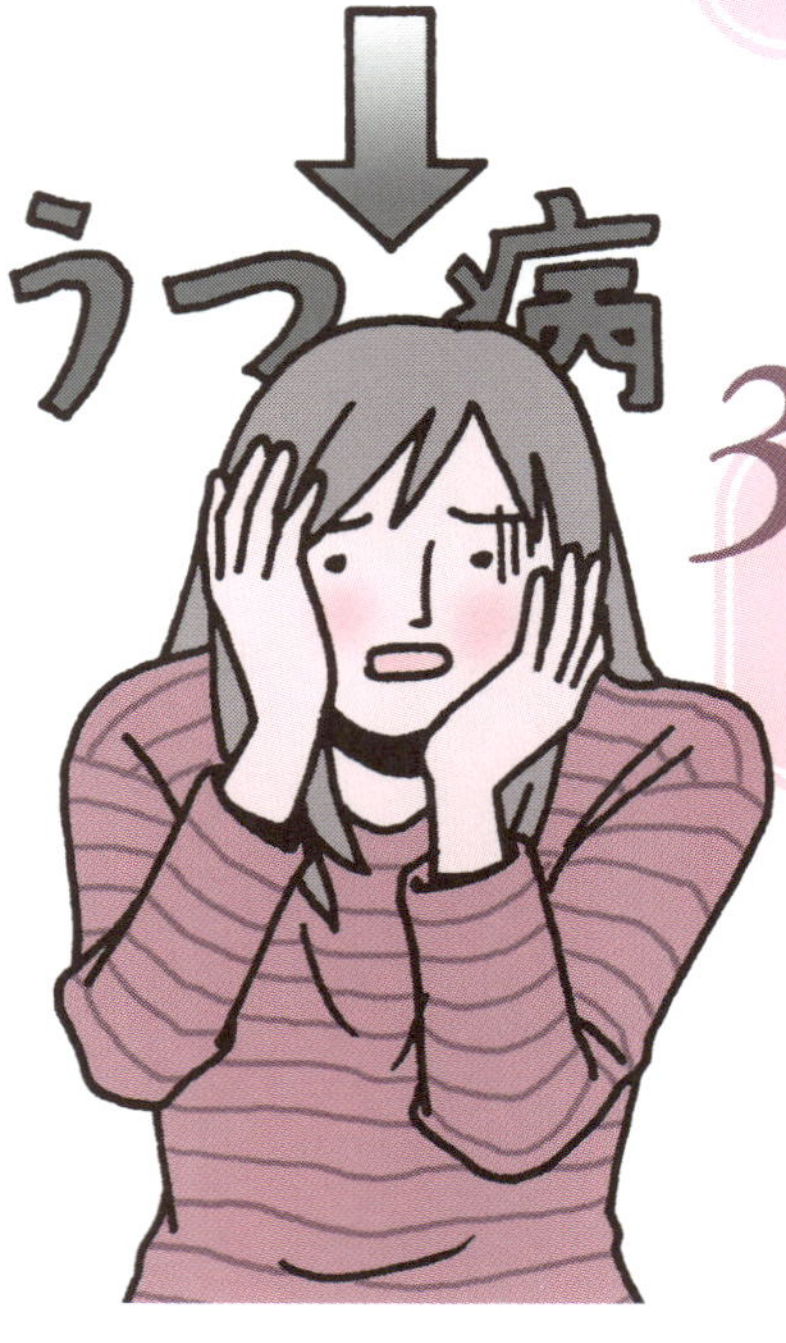

3 重症になると、うつ病になりかねない

4 非定型うつ病とよく似ている

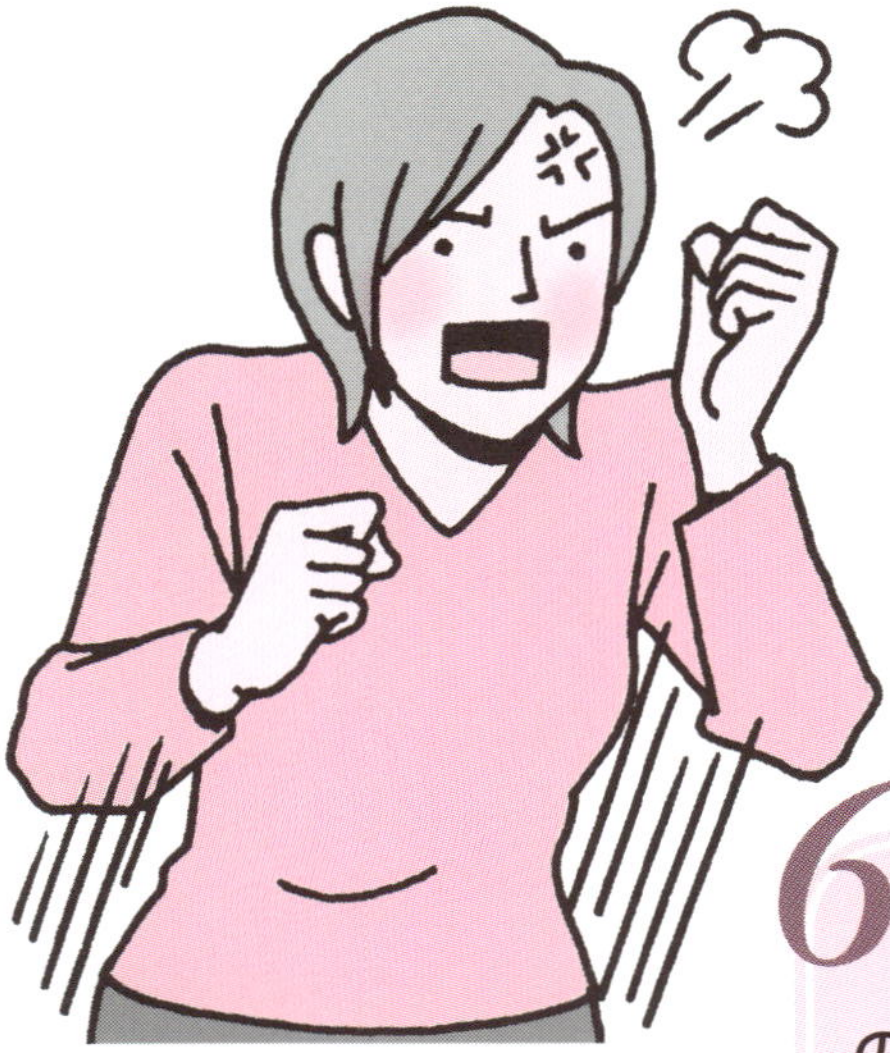

5 適応障害になったのは、気持ちがたるんでいるからだ

6 いきなり爆発的に怒るのも、適応障害の症状のひとつ

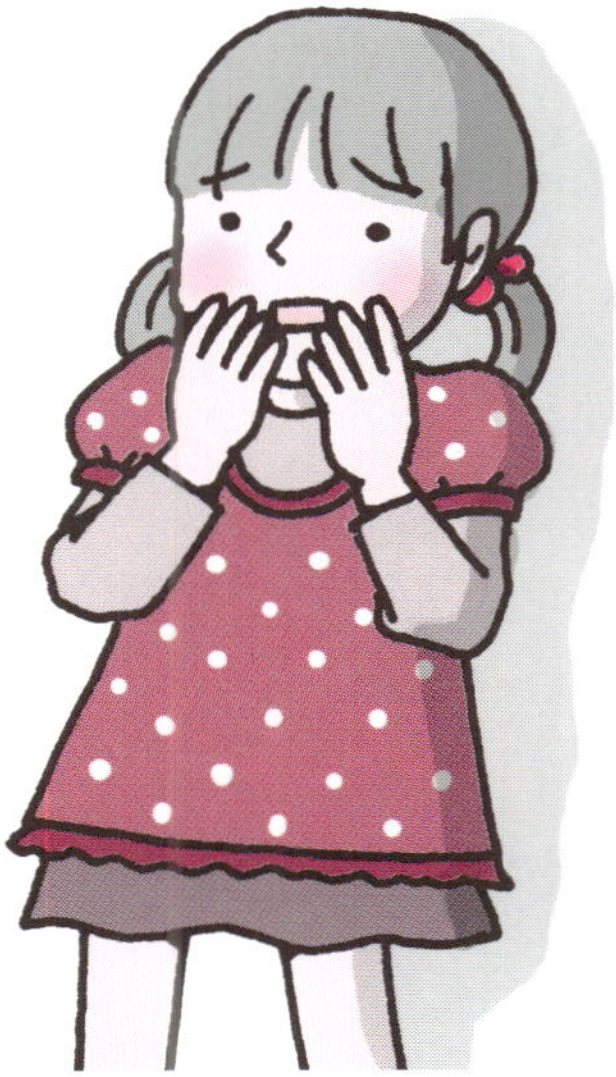

7 適応障害は、子どもでも発症する

8 適応障害で自殺に至ることはない

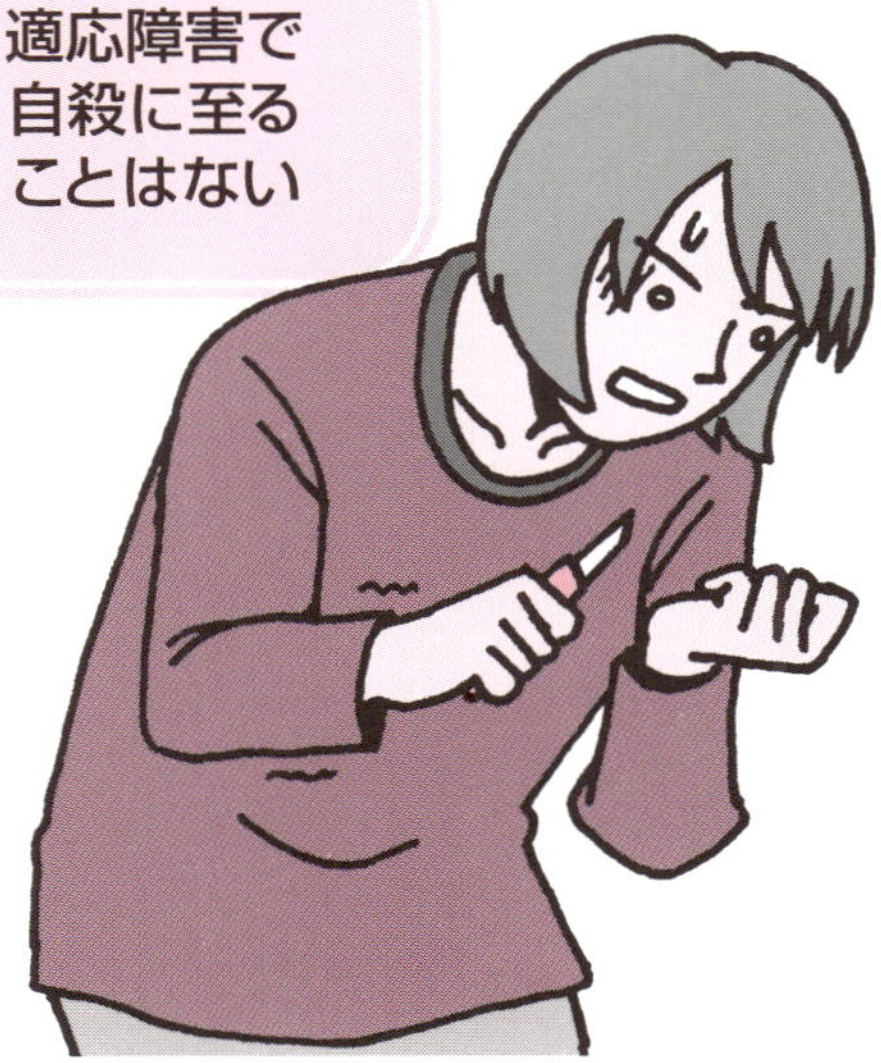

9 適応障害に双極性障害の薬が効くことがある

10 犯罪行為も適応障害の症状としてある

解答と解説はP8へ

解答と解説

1 ×
米国の精神医学会で定義されている病気です。ただ、かつては「心因反応」といわれていました。病気と健康の境目の状態です。→P14参照

2 ○
適応障害の発症原因はストレスです。そのストレスが解決できたり取り除くことができれば、6ヵ月以内にほとんどが回復します。→P16、70参照

3 ○
適応障害は比較的軽症で、治りやすい病気ですが、放っておけば重症化し、うつ病になることもあります。早期治療が肝心です。→P20参照

4 ○
症状がよく似ています。とくに、ストレスのもとがないところでは、ふつうに過ごせたり、好きなことはできたりする点が似ています。→P64参照

5 ×
気持ちのたるみというより、ストレスに弱い傾向が要因です。ただ、大きな環境の変化など、ほかにも発症の要因はいくつかあります。→P54参照

6 ○
感情が不安定で、爆発的に怒ることがあります。素行の障害を伴うタイプやパーソナリティ障害を併発した場合に、多い傾向です。→P34、68参照

7 ○
情緒障害や素行の障害を伴うタイプなど、子どもでも発症します。不登校などとして現れます。発達障害がないか、注意が必要です。→P19、31、66参照

8 ×
うつ病より自殺の行動を起こす率は低いのですが、適応障害でも自殺に至ることはあります。周囲が兆候に気づくことが大切です。→P94参照

9 ○
ラミクタール（一般名はラモトリギン）など、双極性障害に使用する薬のなかには、適応障害の症状に効く薬があります。→P74参照

10 ○
適応障害はいくつかのタイプに分類されます。そのうちのひとつ、素行の障害を伴うタイプでは、犯罪行為に至ることもあります。→P19、34参照

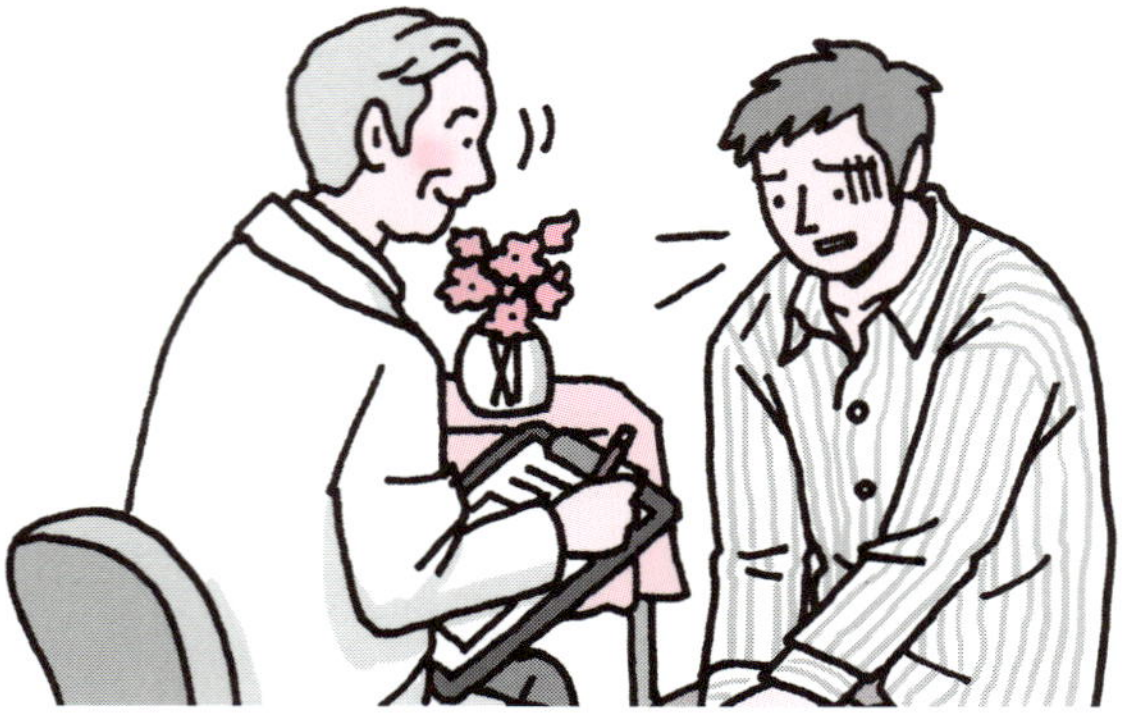

1

ストレスに適応できず起こる病気

適応障害には、特有の症状はありません。
それが、この病気をわかりにくくしている原因のひとつでしょう。
しかし、適応障害と診断される人は、けっして少なくありません。
どのような病気か、そもそも病気といえるのか……。
そこから理解していきましょう。

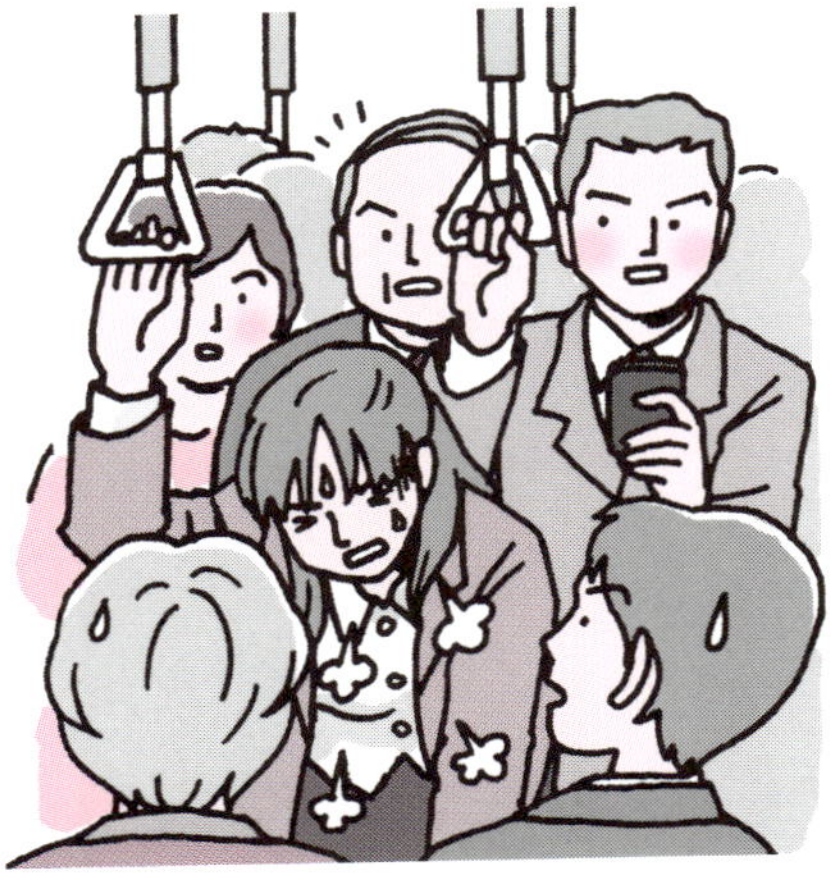

Aさんのケース

異動して以来、仕事をする気が起きず、出社もいやになって……

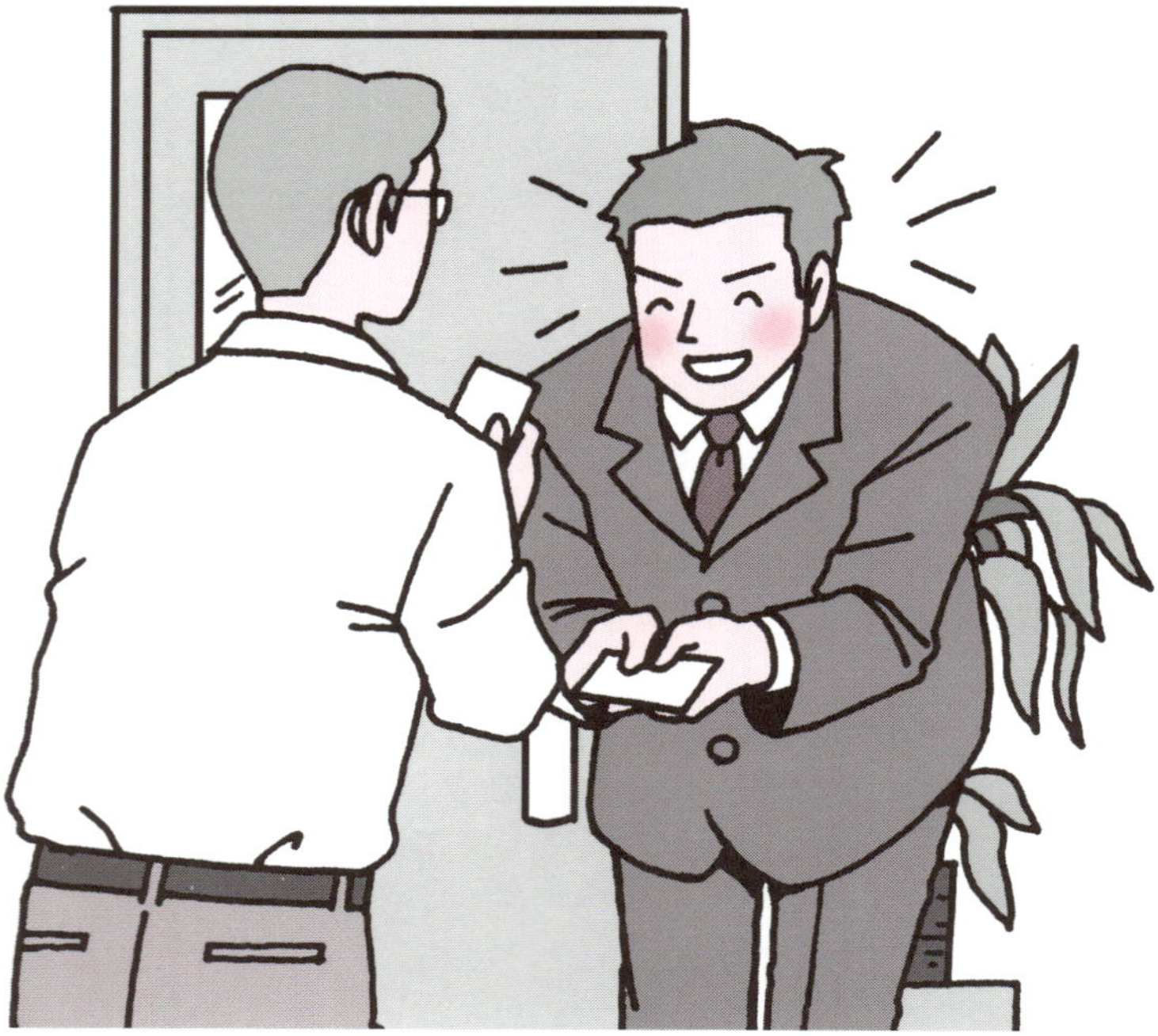

張り切りすぎてつい口がすべり、
余計なことを言ってしまうほど

1 Aさんは入社してすぐ営業部に配属されました。もともと人と会うのも体を動かすのも好きだったので、取引先を走り回るのは苦ではありませんでした。張り切って仕事をしていました。

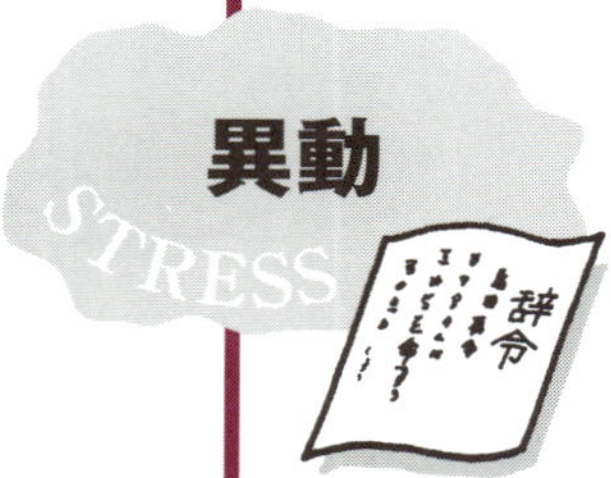

5年目、27歳のときに辞令が出て、総務部に異動することになった

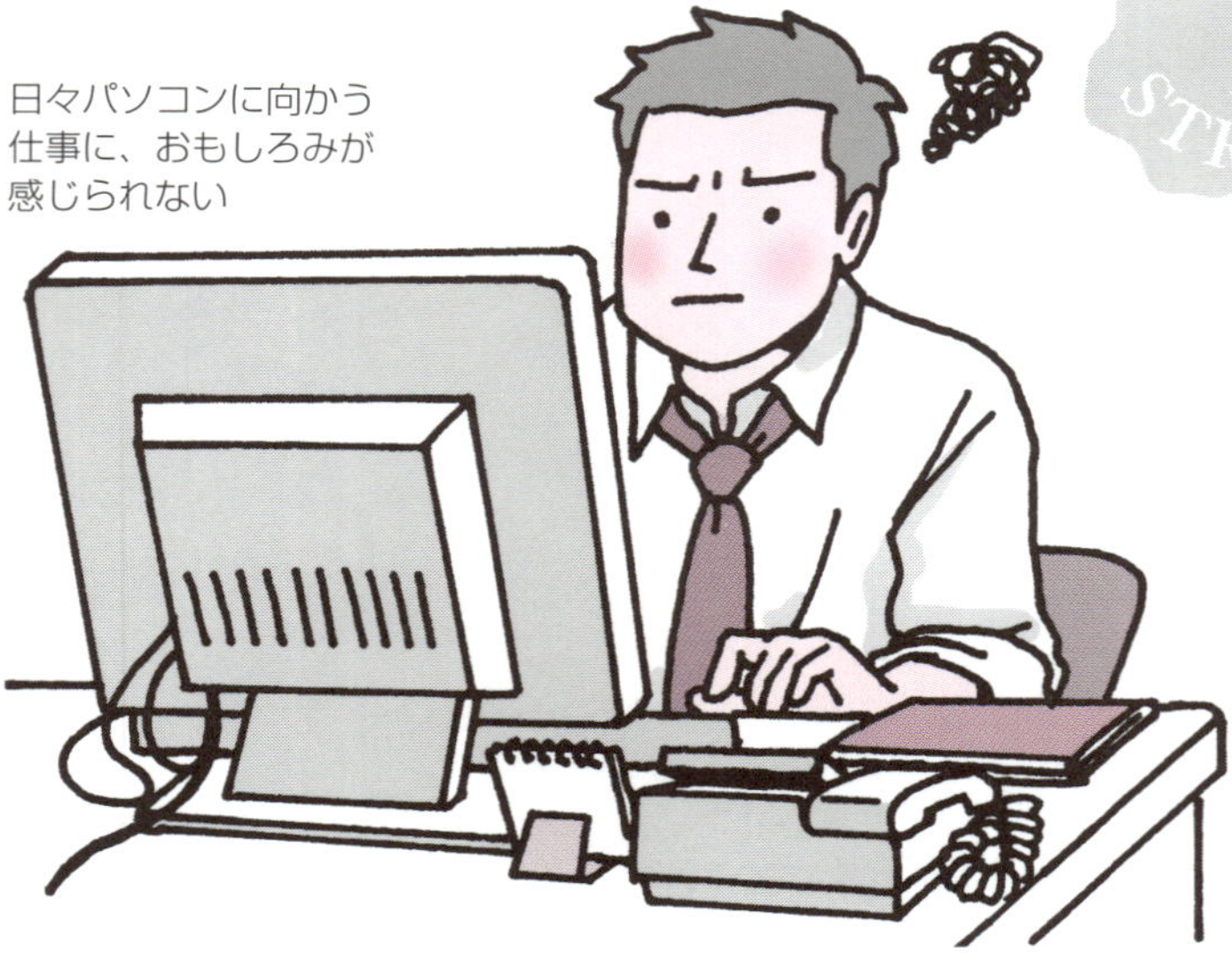

日々パソコンに向かう
仕事に、おもしろみが
感じられない

2 今度の部署ではデスクワークが仕事の中心です。周囲の人は総務部は出世コースじゃないかと励ましてくれるのですが、Aさんはショックを受けたようで、新しい部署では、仕事に身が入りません。

3 最初は昼食に誘ってくれていた同僚も、毎日暗い顔をして愚痴ばかり言うＡさんを誘いづらくなってきました。昼休みにも、ポツンとひとりで食事。でも食は進みません。

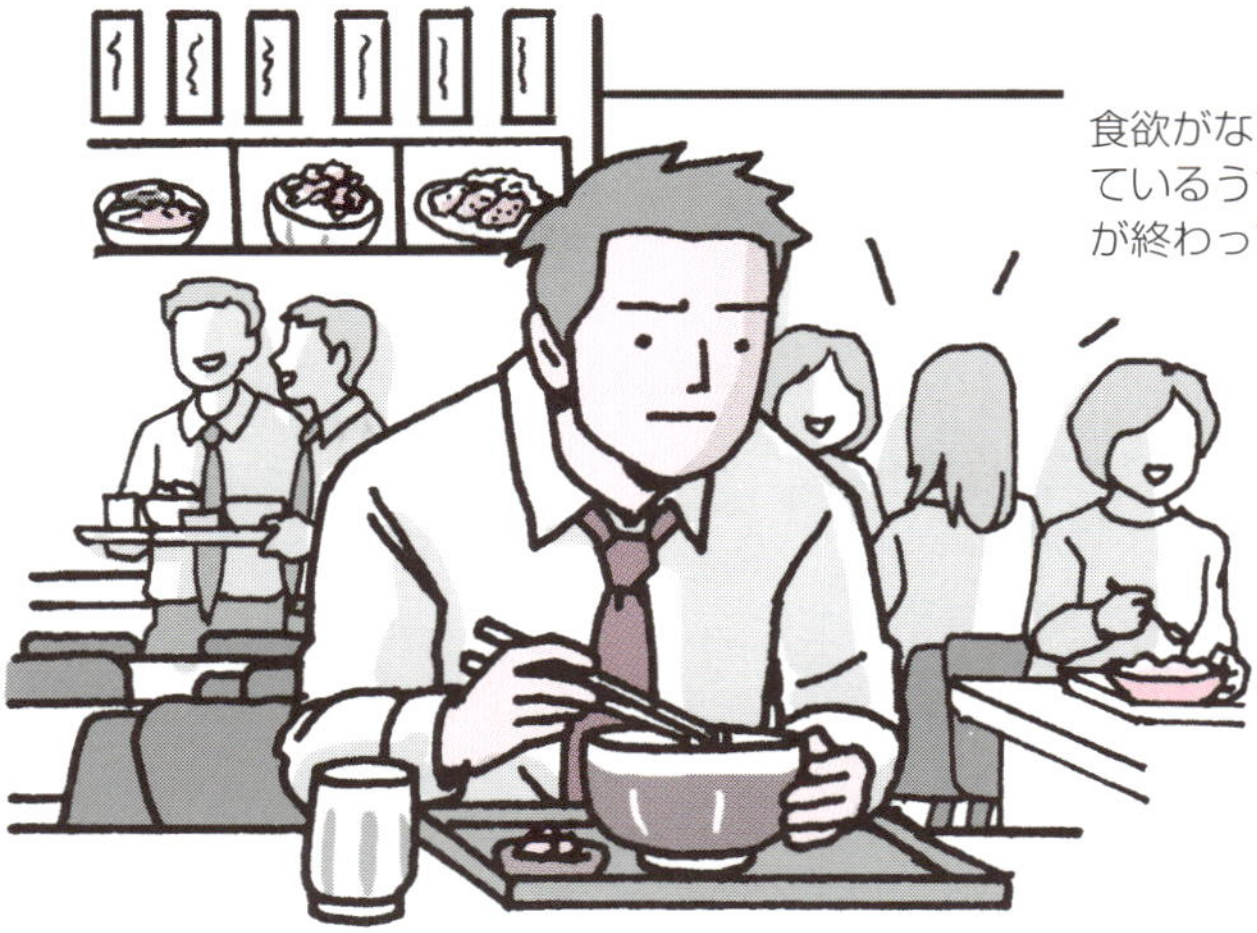

食欲がなく、茫然としているうちに休憩時間が終わってしまう

4 ところが、学生時代の友人たちとの飲み会では元気そのもの。会社を一歩出れば、本来の調子をとり戻し、楽しんでいるようす。

大学時代のサークルの同窓会など、飲み会の幹事をかって出る

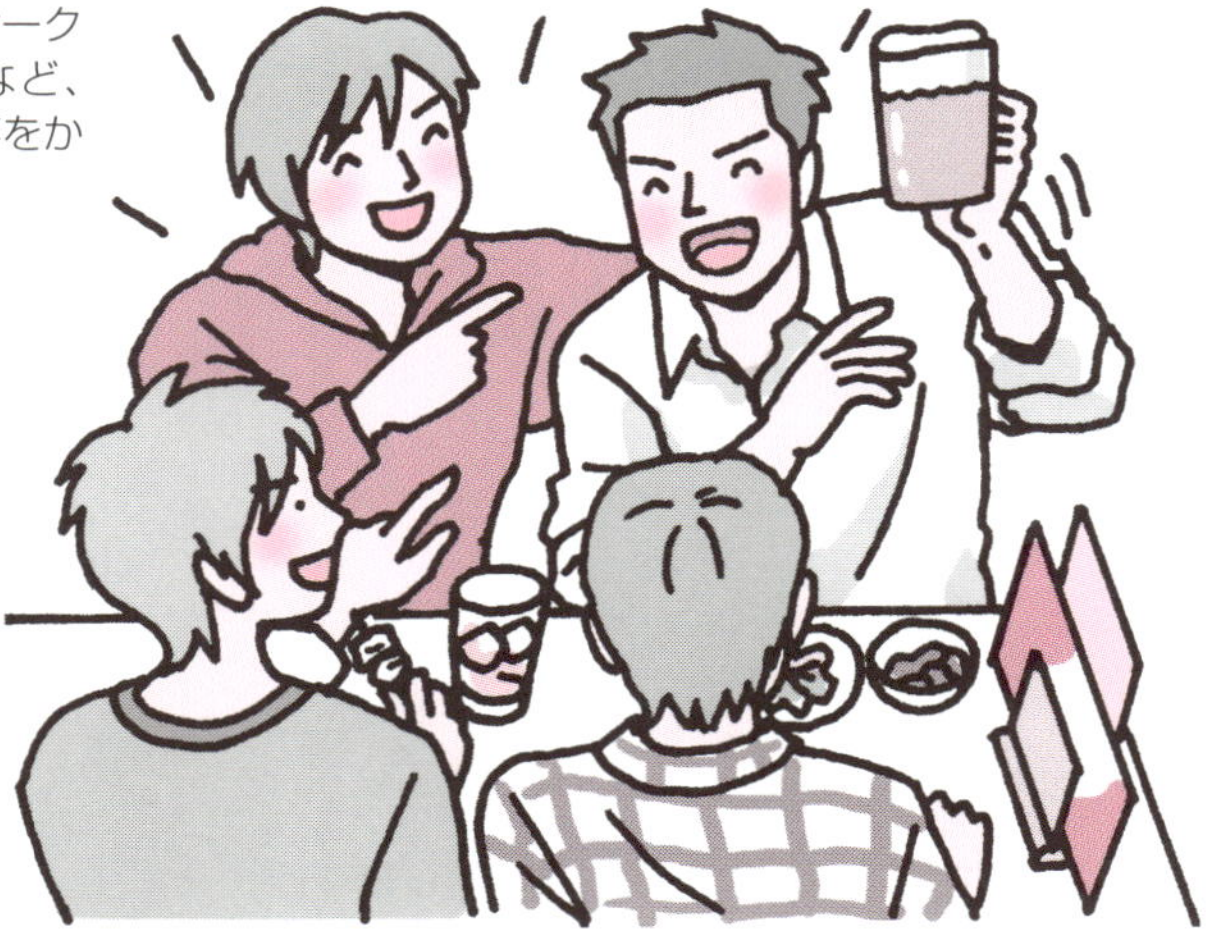

5 朝になるとどうしても会社に行く気が起きません。欠勤することにしたのですが、１日休むとつい休むクセがついてしまい、欠勤がダラダラ続くようになってしまいました。

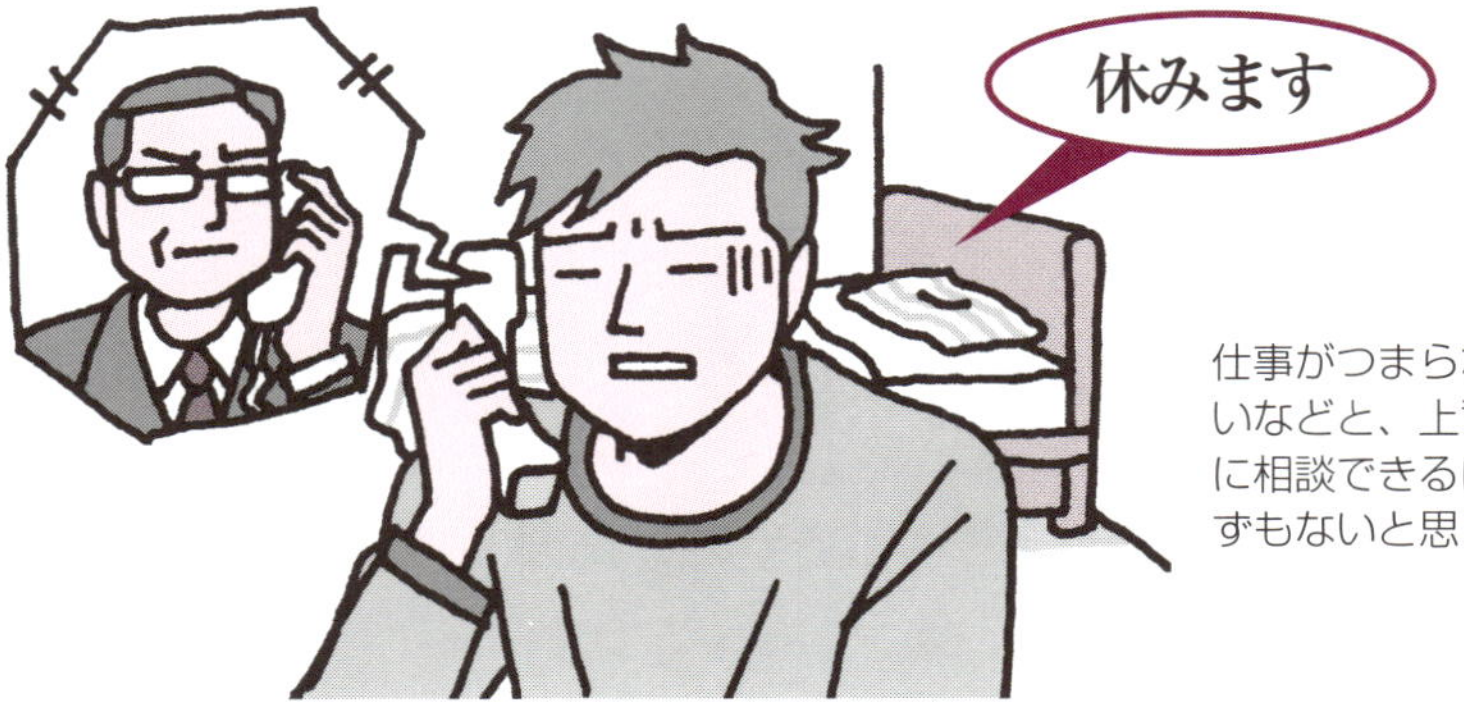

仕事がつまらないなどと、上司に相談できるはずもないと思う

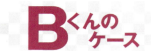

Bくんのケース

塾になど行きたくないし、誰もいない家にも帰りたくない

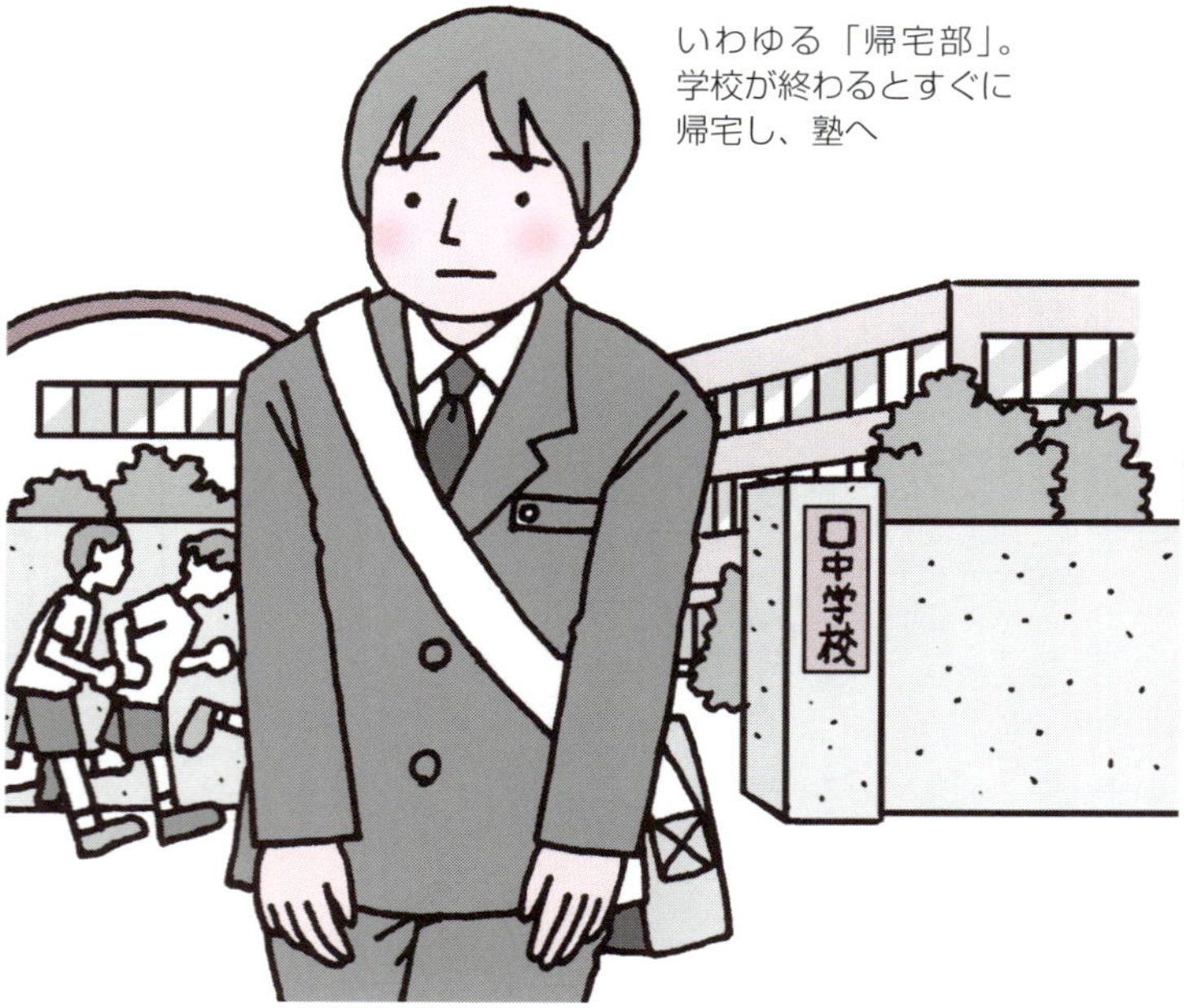

いわゆる「帰宅部」。学校が終わるとすぐに帰宅し、塾へ

1 引っ込み思案で人付き合いは得意なほうではないので、友だちはほとんどいないBくん。部活には入らず、2年後の高校受験に備えて進学塾に通っていました。

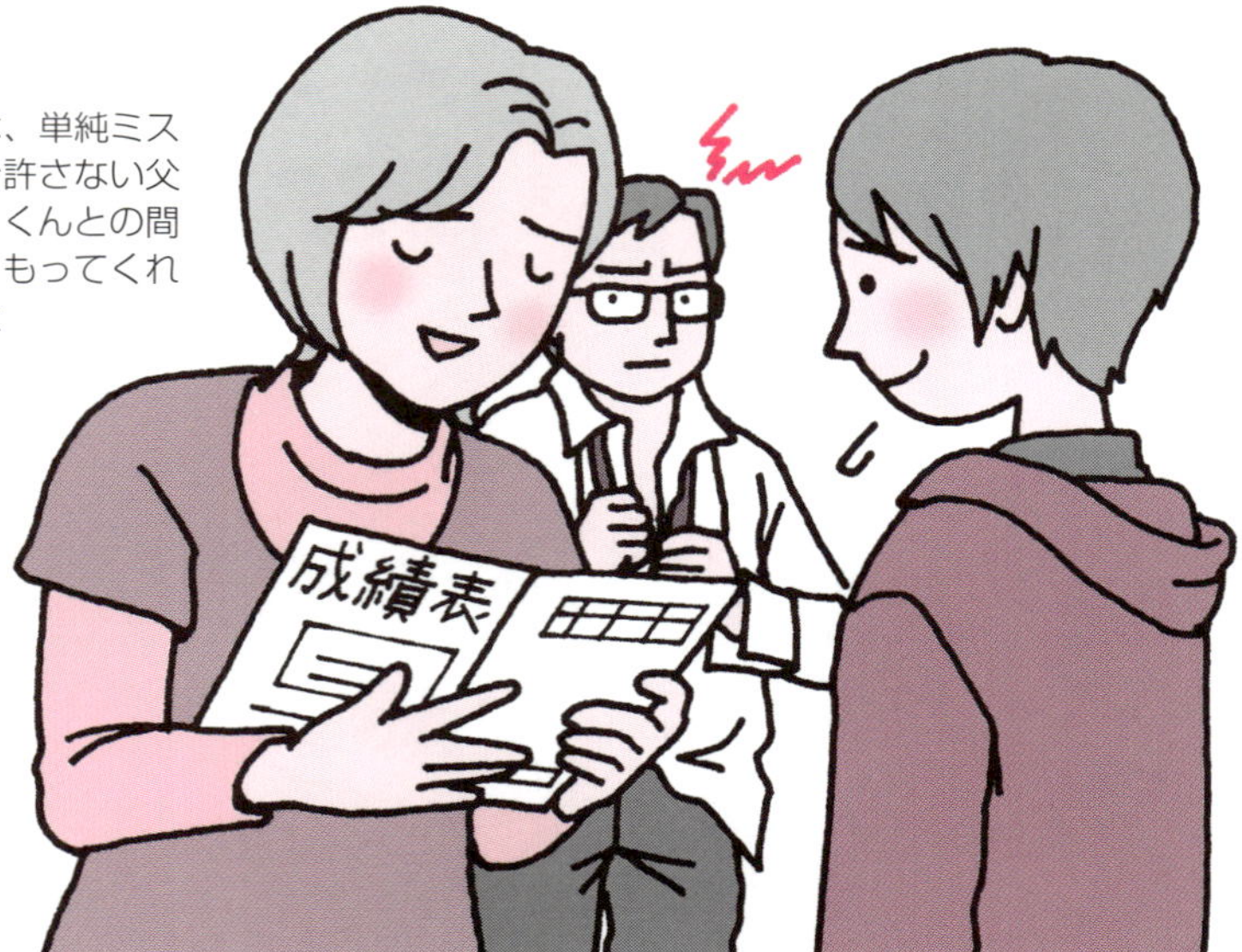

母親は、単純ミスなどを許さない父親とBくんとの間をとりもってくれていた

2 成績は中の中ですが、本人には危機感がありません。ところが両親、とくに父親は教育熱心でした。Bくんのテストにもすべて目を通して、母親にもしっかり管理するように厳命。

3 じつは父親はBくんに対してだけでなく、母親にも小言が多かったのです。ささいなことでも厳しく叱責する父親に母親はがまんできず、2人はしょっちゅう夫婦ゲンカをしていました。

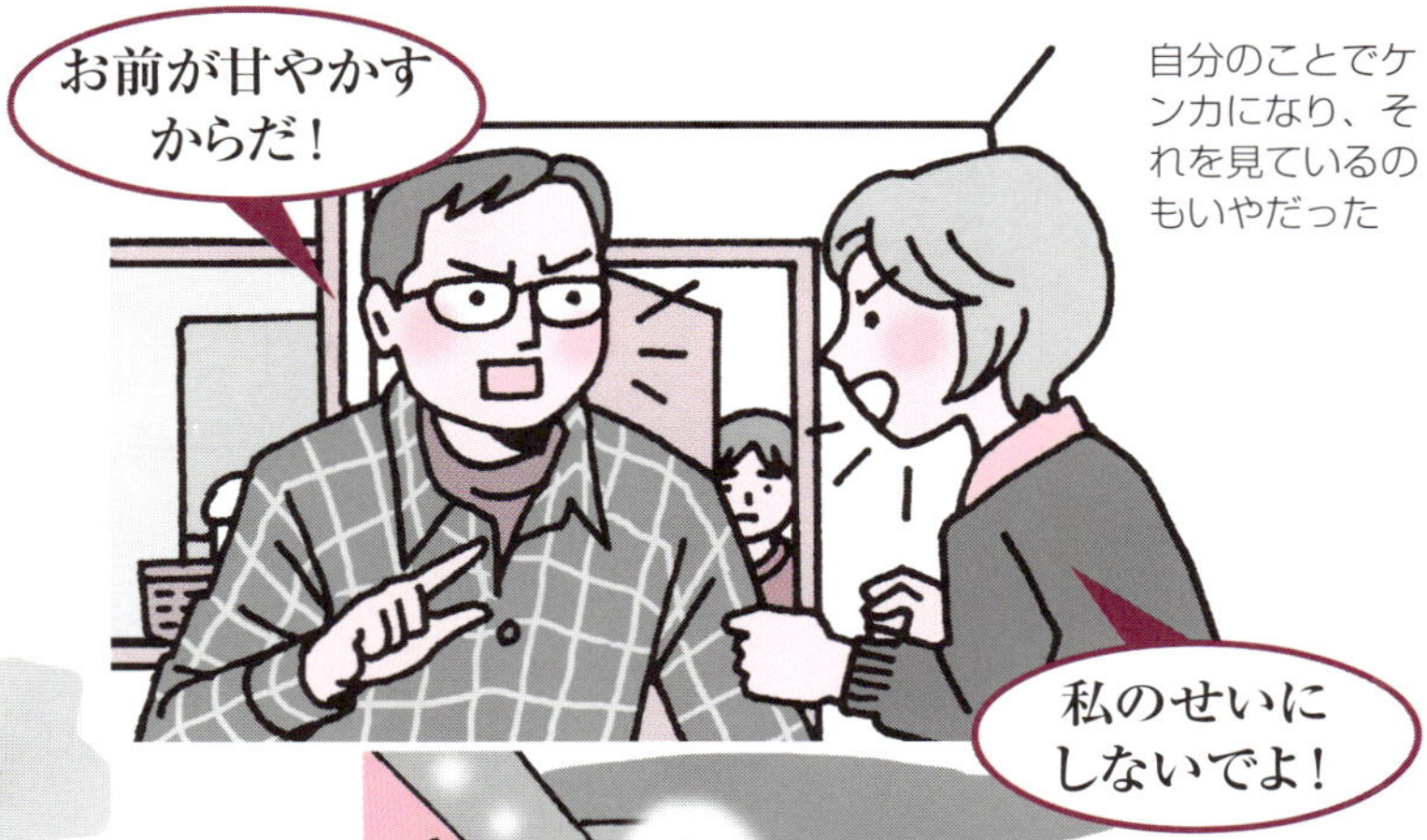
お前が甘やかすからだ！
私のせいにしないでよ！

自分のことでケンカになり、それを見ているのもいやだった

母親の家出

STRESS

ついに母親が家を出てしまい、別居状態になった

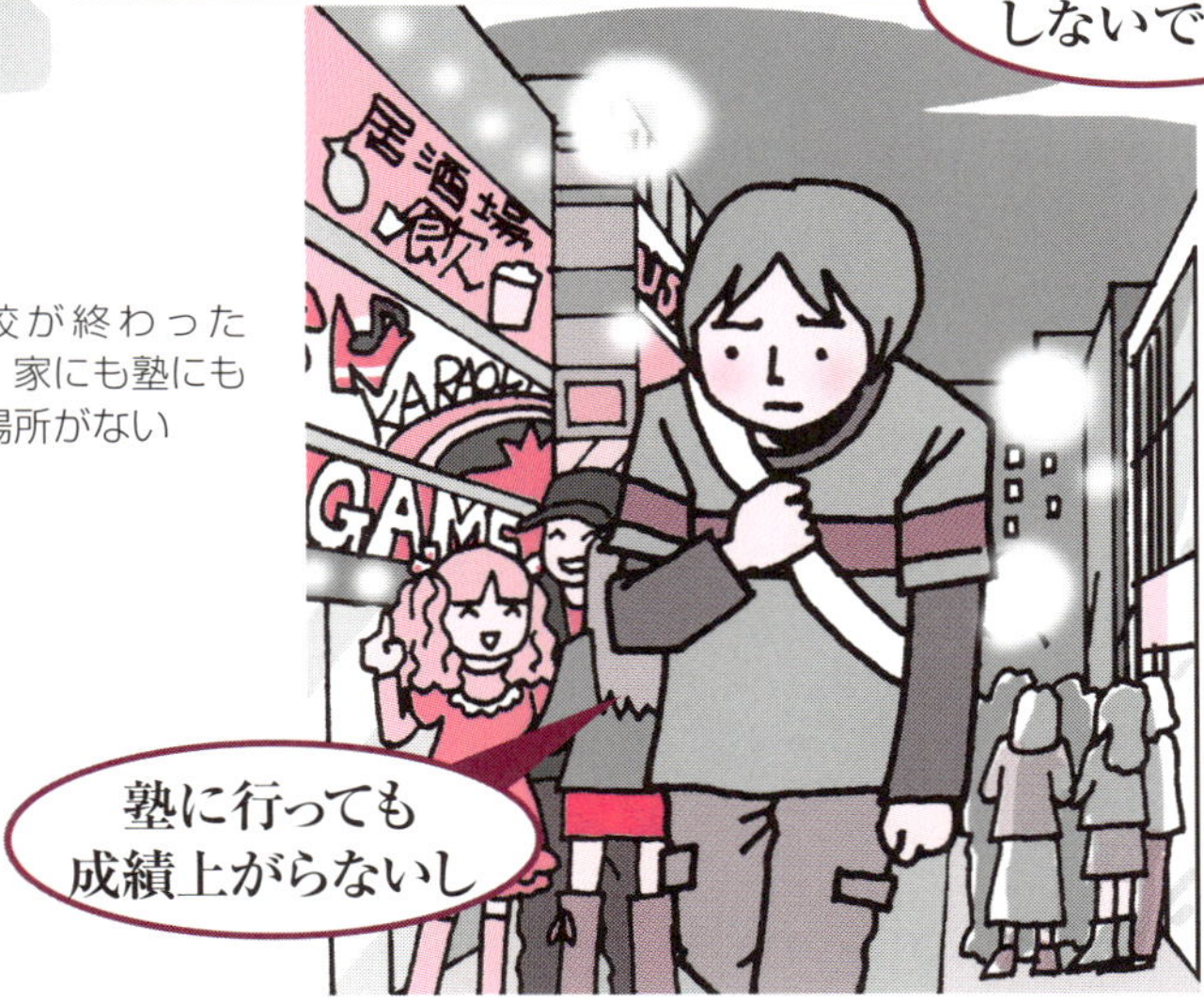
居酒場
GAME
塾に行っても成績上がらないし

学校が終わったら、家にも塾にも居場所がない

4 親の別居が続いています。Bくんは塾に行かなくなりました。塾をサボり、深夜の街をウロウロ。家に帰っても母親はいないし、こわい顔の父親に怒られるのもいやでした。

5 父親に口答えをするようになり、ときには暴力をふるうこともあるBくん。勉強もすっかりやる気がなくなりました。ある日、コンビニに入り、万引きをしてしまったのです。

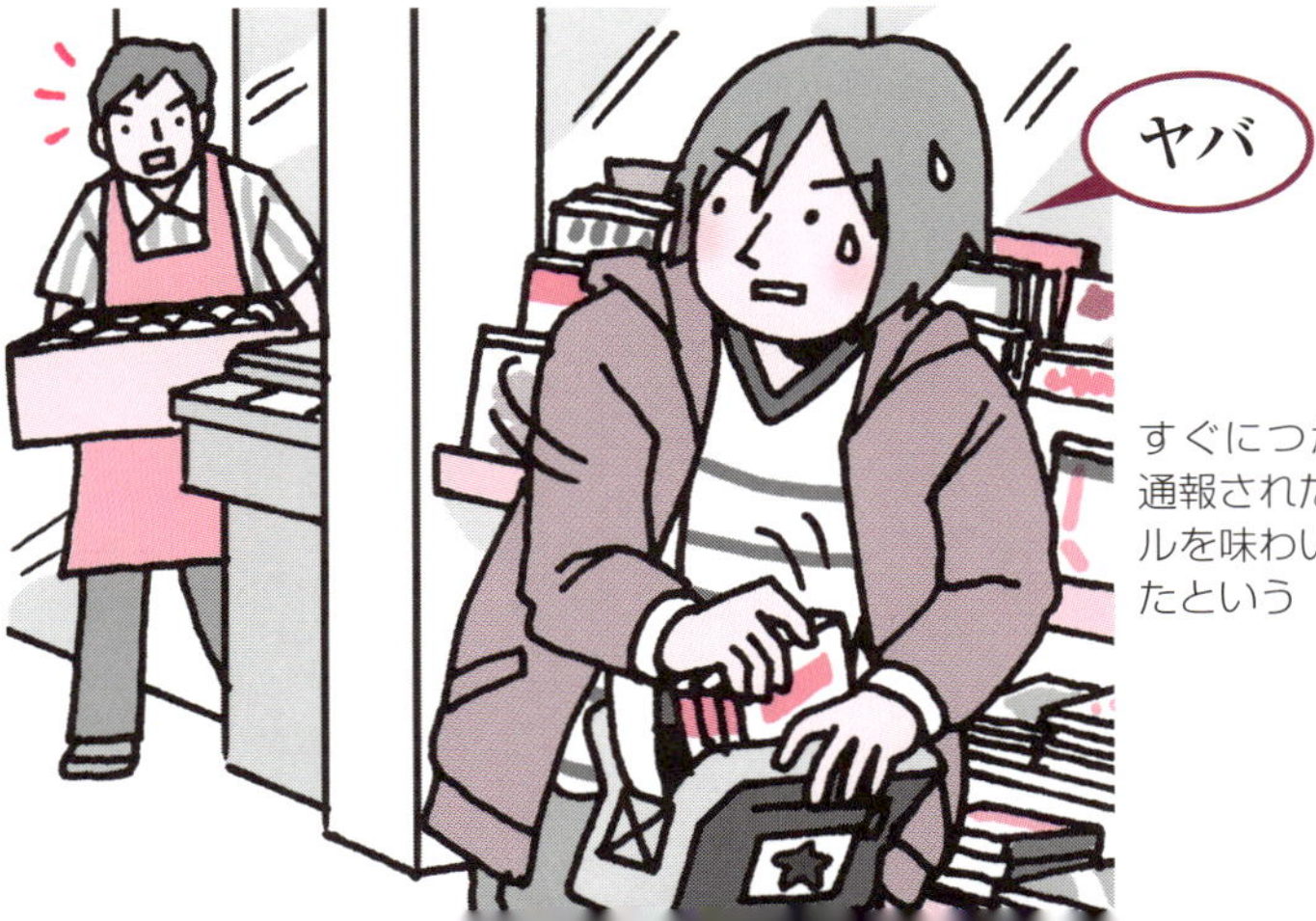
ヤバ

すぐにつかまり、通報された。スリルを味わいたかったという

適応障害とは

日常生活に支障を来すこころの病気

適応障害という病名は耳にすることがあっても、どんな病気かよくわからないという人は多いでしょう。適応障害は精神疾患のひとつで、ストレスによって発症します。

適応障害は心因による

日常的なできごとがストレスになって発症する。適応障害は、心因性の精神疾患である。かつての「心因反応」という病名に近いともいえる

こころの病気の原因

精神疾患を発症する原因は、大きく3つに分けられます。心因、内因、外因です。

心因
ストレスや悩み、不安、恐怖など、こころの状態や環境的な原因によって発症するもの。本人の性格も大きくかかわっている

内因
生まれつきの体質、気質など、本人の内側に原因があって発症するもの。遺伝の影響など、まだ解明されていない部分も多い

外因
事故や病気などで脳に影響が及び、こころの病気として症状が現れるもの。アルコールや薬物が原因となるものも含む

どれか1つというわけではなく、3つが重なっていることもある

病気と健康の境目にある「状態」をいった病名

適応障害は、就職、進学、結婚や離婚などのストレスに適応できずに生じる病気です。そのため、会社や学校、家庭や近隣など、社会生活に支障が出てきます。

環境の変化にうまく適応できなくても、日常生活はなんとか送ることができる人は多くいます。一方、本人が環境の変化に苦痛を感じていて、健康な生活ができないのなら、病気の範疇《はんちゅう》に入ります。

適応障害は、いわば病気と健康の境目にある「状態」です。

適応障害になる率は、ほとんど調査されていません。米国の精神科クリニックでは外来の五～二〇パーセントという報告があります。

ストレス

病気の発症のきっかけになった明らかなストレスがある。誰にでも起こり得る環境の変化がストレスになる

日常生活に支障が起こる

環境の変化に順応できず、心身にさまざまな症状が現れます。そのため、生活に支障が出てきます。抑うつや不安感などの精神症状のほか、ふだんとは違う行動をとることも多くあります。

つらい気持ち ⇔ 現実に適応できない

つらい気持ち

- 焦り
- 不安
- 悲哀
- 抑うつ
- 投げやり

早く慣れなくてはいけないと焦るけれど、やる気が起きず、不安や抑うつが強くなってくる。そんな自分が情けなくて悲哀感を訴える人もいる

現実に適応できない

- 学校に行けない
- やる気が起きない
- 仕事が手につかない

日常的に続いているストレスではなく、進学や就職、被災、死別など環境の変化についていけない。逃避的になったり、犯罪的な行為を起こすこともある

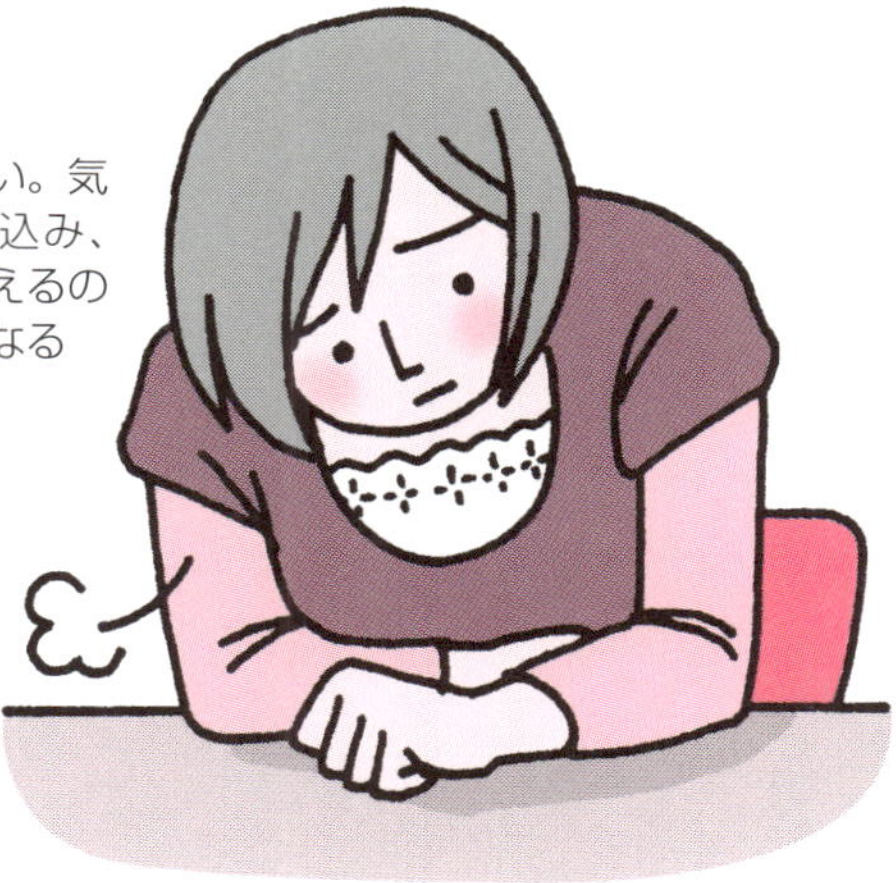

元気がない。気分が落ち込み、なにか考えるのもいやになる

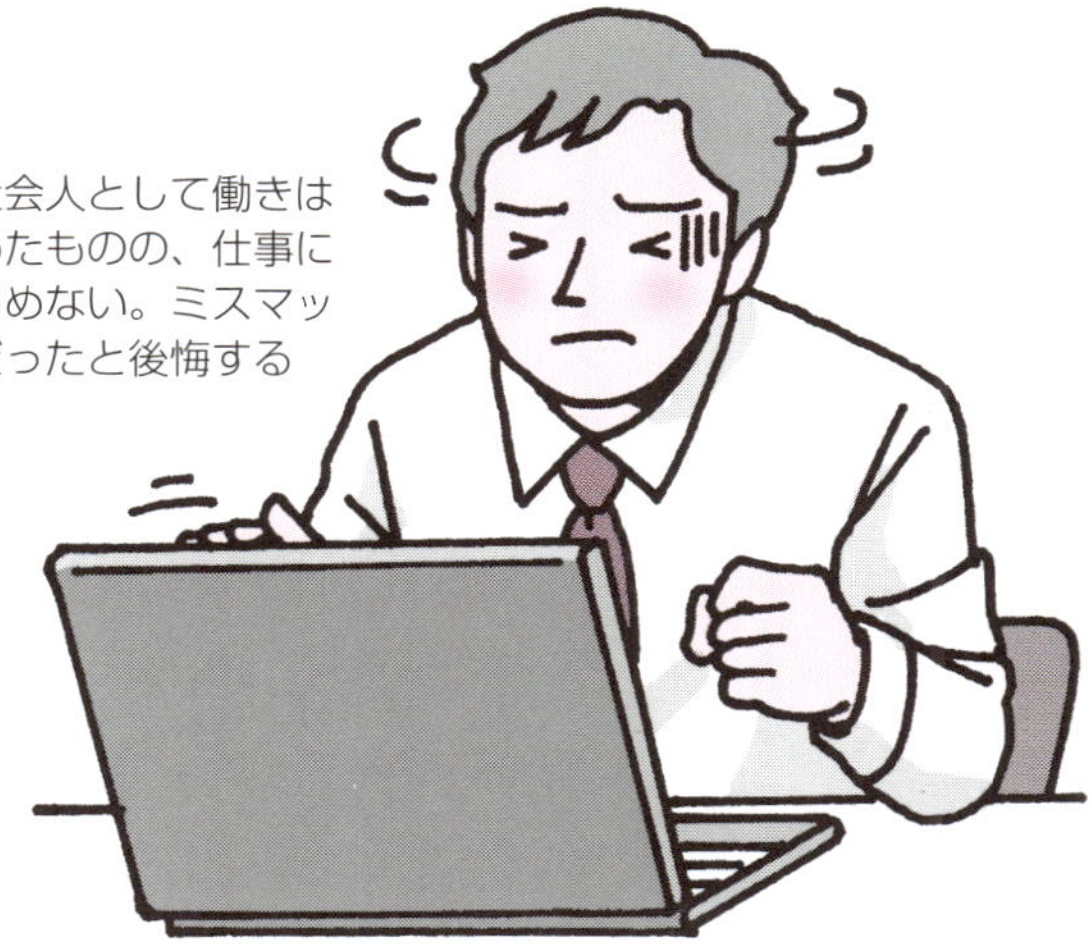

新社会人として働きはじめたものの、仕事になじめない。ミスマッチだったと後悔する

特徴

明らかなストレスがあって発症する

適応障害の症状は多様ですが、特徴的ではなく、ほかの精神疾患にみられるものばかりです。
特徴は、原因となるストレスが明らかなことと、その原因が解決すれば六ヵ月以内に回復することです。

症状に特徴はない

適応障害では、心身や、行動面に症状が現れますが、特徴的な症状はありません。

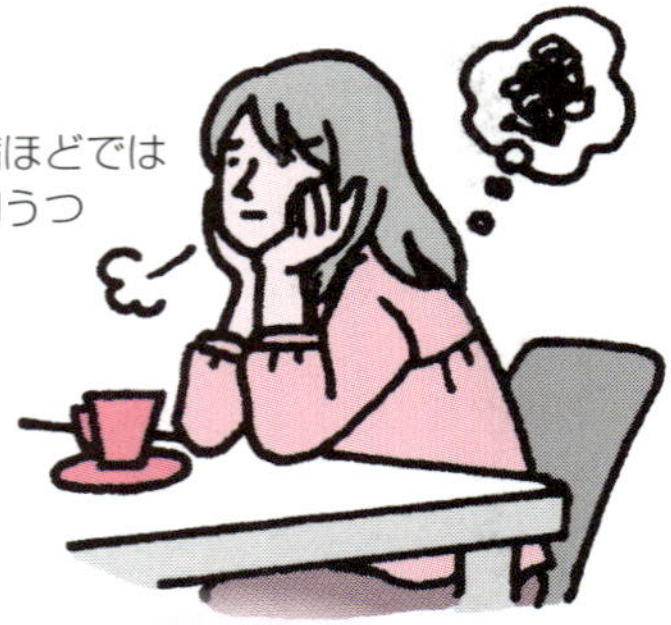

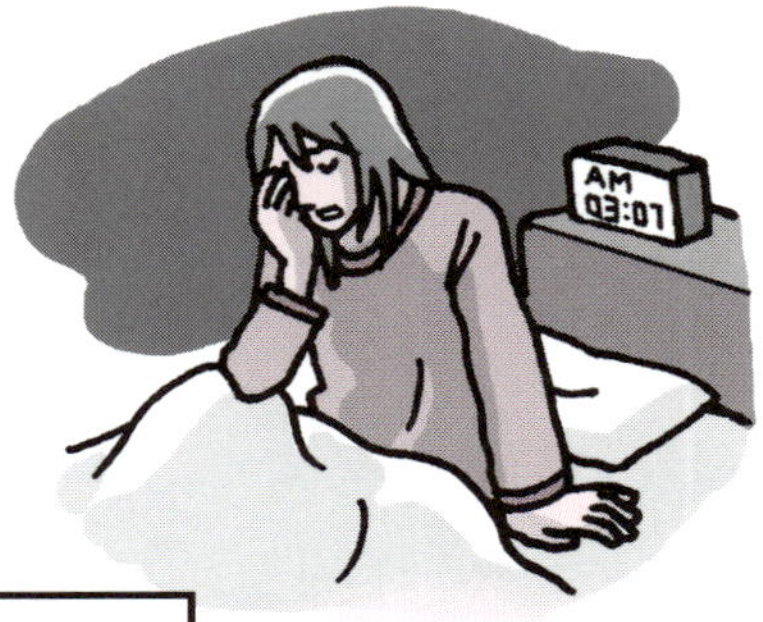

多くの病気にみられる不眠

精神症状
抑うつ／不安
焦燥感／過敏
混乱／絶望感
意欲や気力の欠如
など

適応障害特有ではない

身体症状
倦怠感／頭痛
腹痛／不眠
など

行動面
遅刻／欠勤
成績下落／犯罪
など

特徴は症状より原因と回復期間

適応障害では、こころや体、行動面にさまざまな症状が現れます。しかし、いずれの症状も強くありません。また、適応障害に特有の症状でもありません。

　適応障害の特徴は、症状の原因となったストレスがはっきりしていることです。診断基準（米国精神医学会）にも、適応障害は原因ストレスから三ヵ月以内に発症すると明記されています。

　ストレスが取り除かれればすみやかに軽快し、症状がおさまるまで六ヵ月を超えないことも適応障害の大きな特徴です。ただ、原因となるストレスが続く場合、慢性化することはあります。

適応障害の特徴

適応障害の特徴は、発症までの経緯と、回復までの期間です。

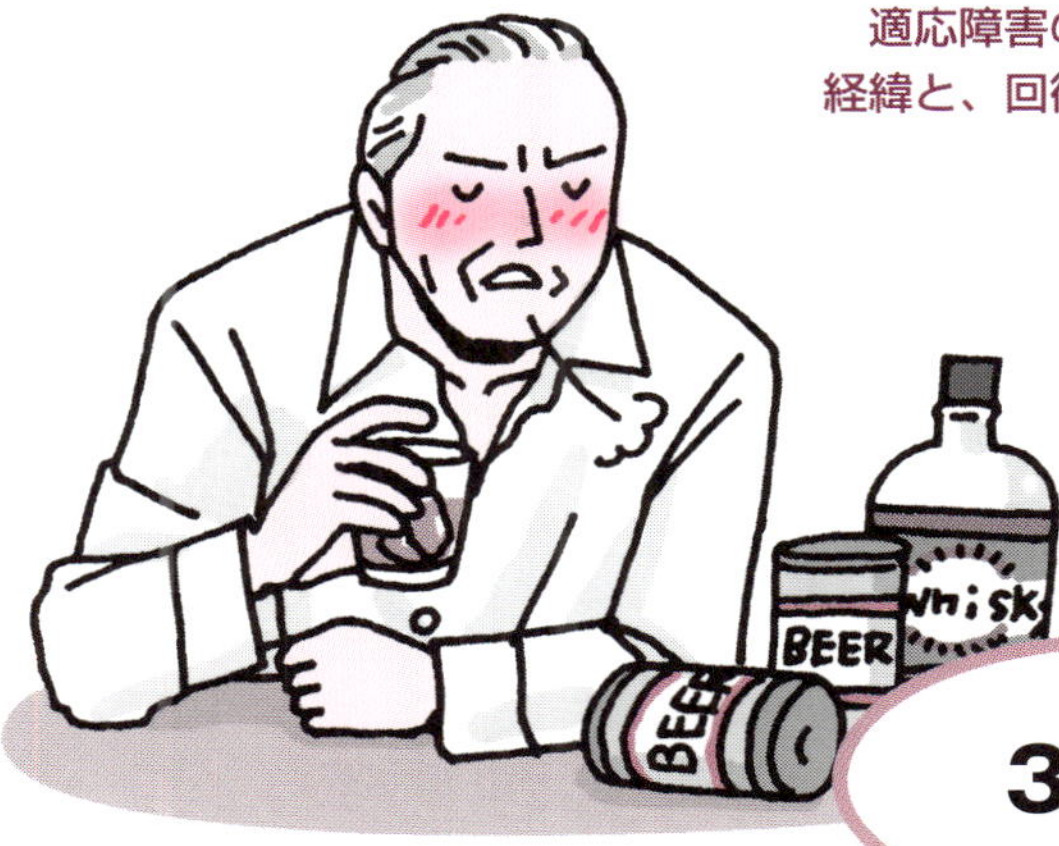

妻と死別してから酒浸りになるなど、死別反応が尋常ではない場合も適応障害

ストレス

3ヵ月

原因となったストレスが取り除かれた

6ヵ月

職場の人間関係、家族関係など、簡単に取り除けないストレスもある

それ以上の期間

ストレスが取り除けず、症状が続く場合には、慢性化したとみなされる

特徴①

明らかなストレスがあり3ヵ月以内に発症

はっきりとわかるストレスがあり、そのストレスがあった日から３ヵ月以内に症状が現れ、生活に支障を来しています。

特徴②

ストレスがなくなれば6ヵ月以内に回復

原因となるストレスが取り除かれたら、６ヵ月以内に症状がおさまります。

タイプ

症状から六タイプに分けられる

適応障害はストレスのために、こころ、体、行動に多彩な症状が現れるものですが、主な症状から、六つにタイプ分けされます。

6つのタイプ

抑うつ、不安などの情緒、行為などの症状から６つにタイプ分けされます。

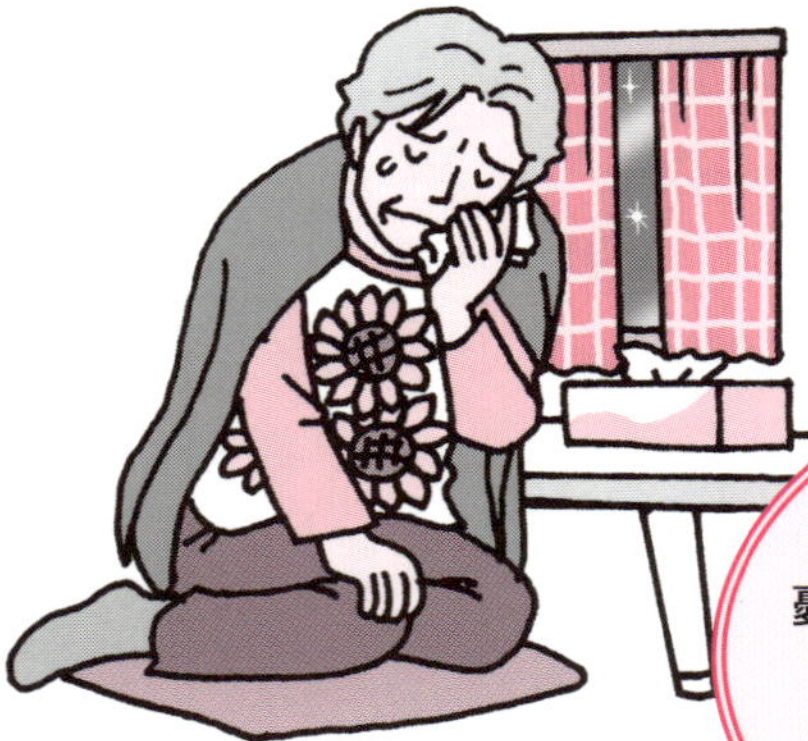

嘆き悲しんでも、家事など日常生活はなんとかできる人もいる

タイプ①

抑うつ気分を伴うタイプ

憂うつ感、涙もろさ、絶望感、思考力・集中力・判断力の低下などが主症状。感情がコントロールできず、泣き叫ぶことも。いずれの症状もうつ病ほどではない。

タイプ②

不安を伴うタイプ

ばくぜんとした不安感がある。死、災害、病気などを心配しすぎたり、神経過敏になって社会生活に支障を来す。不安症というほどではない。

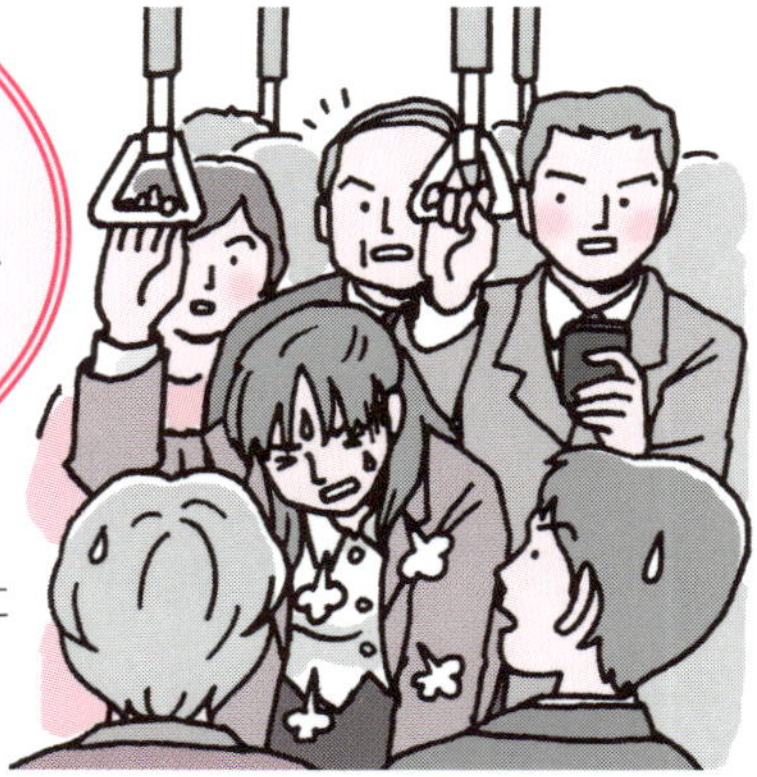

不安から呼吸困難に陥る人もいる

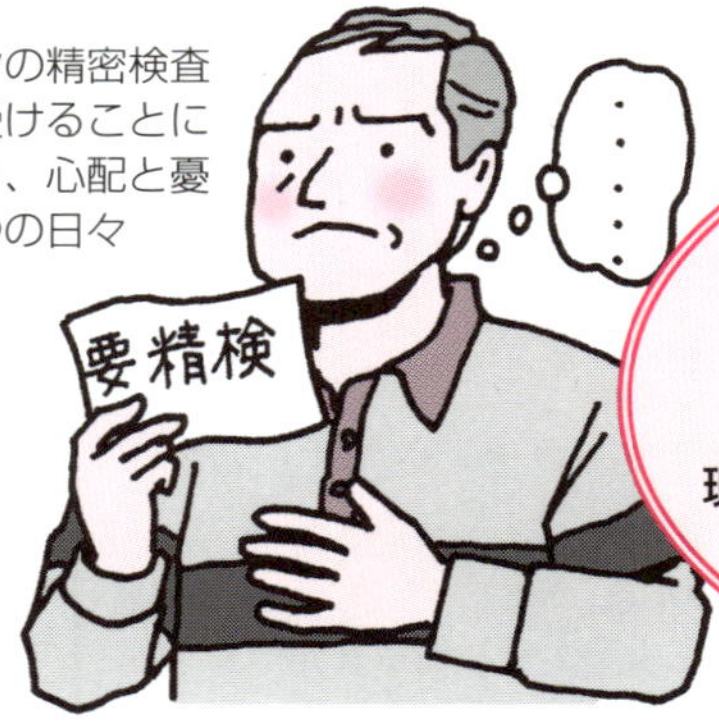

ガンの精密検査を受けることになり、心配と憂うつの日々

タイプ③

不安と抑うつ気分の混合を伴うタイプ

心配と不安、気分の落ち込みが同時に現れる。体の病気があってこころに影響が及んだ人の大半が、このタイプの適応障害という報告もある。

不安と抑うつを伴うタイプが多い

適応障害は六つにタイプ分けされますが、いずれも、その症状を特徴とする病気ほど、強い症状ではありません。抑うつ気分もうつ病ほどではないし、不安も不安症ほどではありません。

もっとも多いのは、不安と抑うつ気分の混合を伴うタイプです。

タイプ④
素行の障害を伴うタイプ
万引きや飲酒運転、友人や家族への暴力、無断欠勤、公共施設への落書きなど、規則違反や反社会的な素行を伴う。

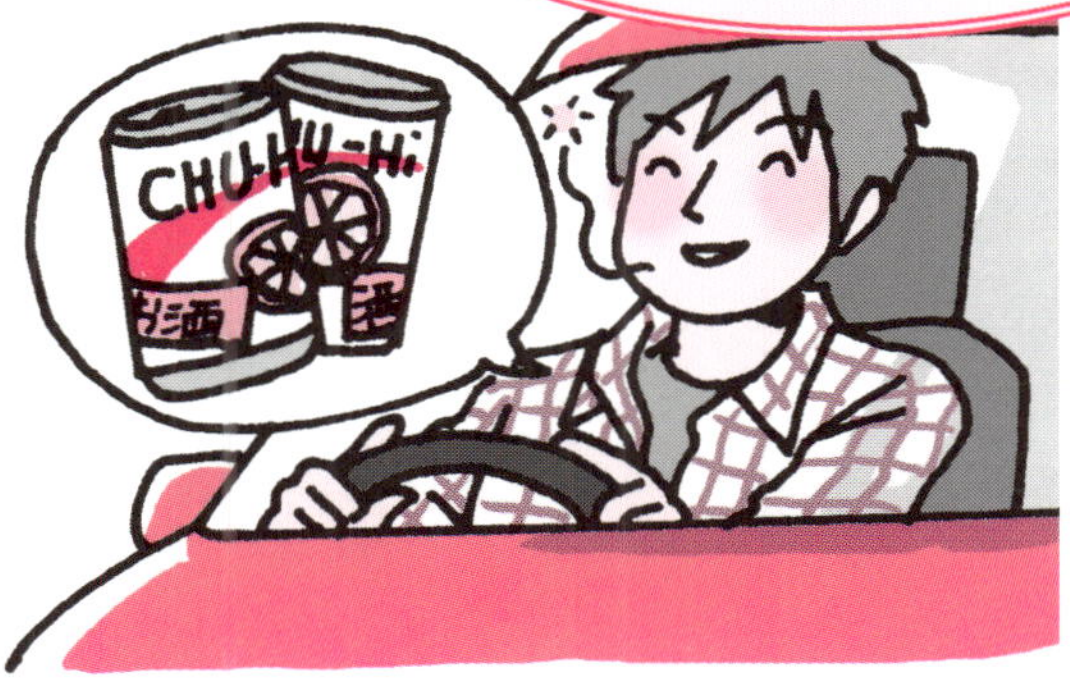

職場になじめないが辞められない。ヤケになり、飲酒運転。解雇に至る例もある

タイプ⑤
情緒と素行の混合した障害を伴うタイプ
適応障害は子どもにもあり、その場合はこのタイプが多い。子どもの抑うつや不安は情緒の障害とされる。かん黙、不登校などとして現れる。

情緒障害とは

病名ではなく、文部科学省の規定。情緒の現れ方が偏っていたり、激しかったりする状態。自分の意志ではコントロールできず、学校生活や社会生活に支障となる

タイプ⑥
特定不能のタイプ
肩こり、頭痛、疲労感などの身体症状を訴えたり、ひきこもりが主症状である場合。統合失調症の前触れとして現れている症状を、このタイプと間違えられることがある。

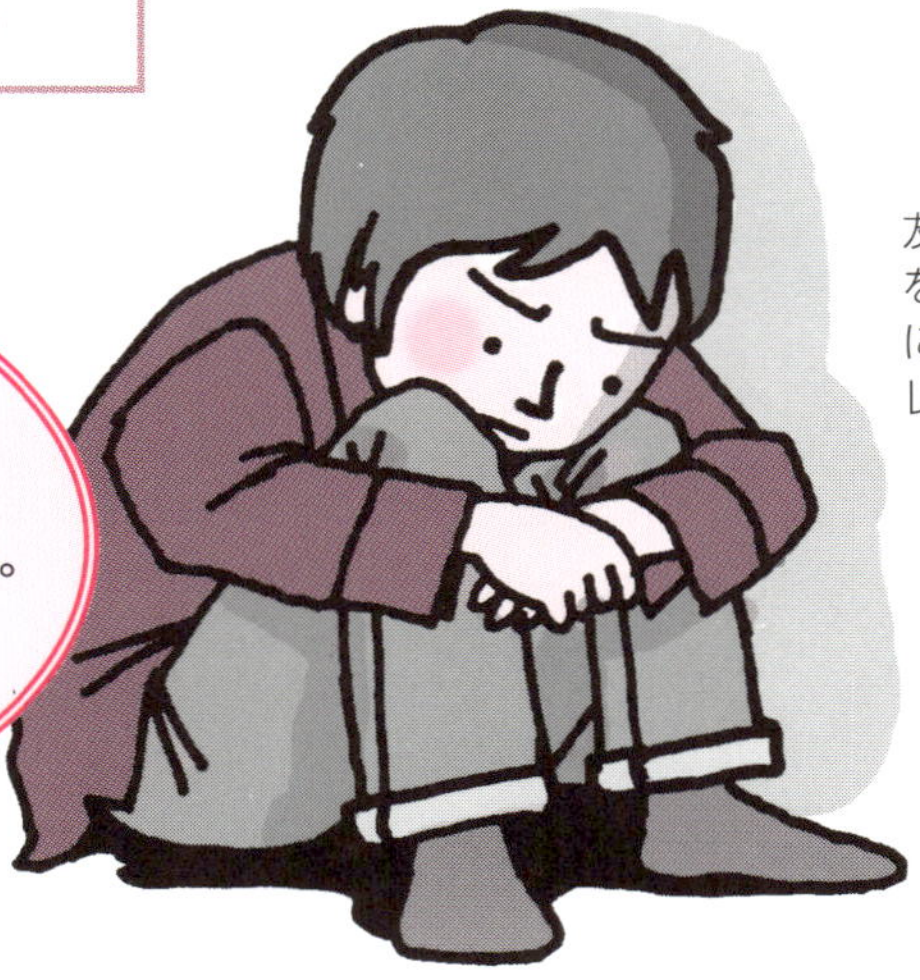

友だちを殴った理由を聞いても無言。なにか原因となるストレスはなかったか

病名

重症化するとほかの病気が発症したとみなす

特定の精神疾患というほどではないが、こころの病気で社会生活に支障を来している……。

適応障害には、こうしたときにつけられる病名となっている一面もあります。

重症化すると別の病気に

抑うつや不安などの症状が強くなり、その症状をもつほかの精神疾患に進むこともあります。適応障害は、それぞれの精神疾患の「不全型」といえるでしょう。

健康

職場の人間関係で悩んでいる、仕事がミスマッチ、学校で友人とケンカをしたなど、日常的なストレスは誰にでもある

▼▼▼▼

適応障害

日常のなかで解決できないストレスに押しつぶされたり、環境の変化についていけない。自分でも、最近なにかおかしいと感じる。不眠など体の症状も出てきた

病気？

気力の低下、抑うつ、不安感などがふくらみ、日常生活に支障が出てくる。この段階までに受診すれば、左記のような病気に進むのを止められる可能性が高い

診断基準を満たすほどではない

2週間も続いていない

うつ病？

抑うつの強さ、持続期間などが、うつ病ほどではない。なんとか日常生活はできるし、うつ病というより、うつ状態

PTSD？

ストレスがあったといっても、命をおびやかすような重大なできごとではなかった

不安症？

不安感はあるが、恐怖感はない。めまい・動悸・息切れなどが起こることもあるが、パニック症というほどでもない

パーソナリティ障害？

境界性パーソナリティ障害や自己愛性パーソナリティ障害とも違う。周囲に誇示するようなリストカットなどの自傷行為をすることもほとんどない

診断の背景

ほかの精神疾患を検討し、どれにも当てはまらないときに適応障害と診断することも少なくありません。

ほかの病気の診断基準を満たしていない。ほかの病気とはいえない

ほかの病気が悪化したものではない

つまり

ほかの病気でなければ、これ

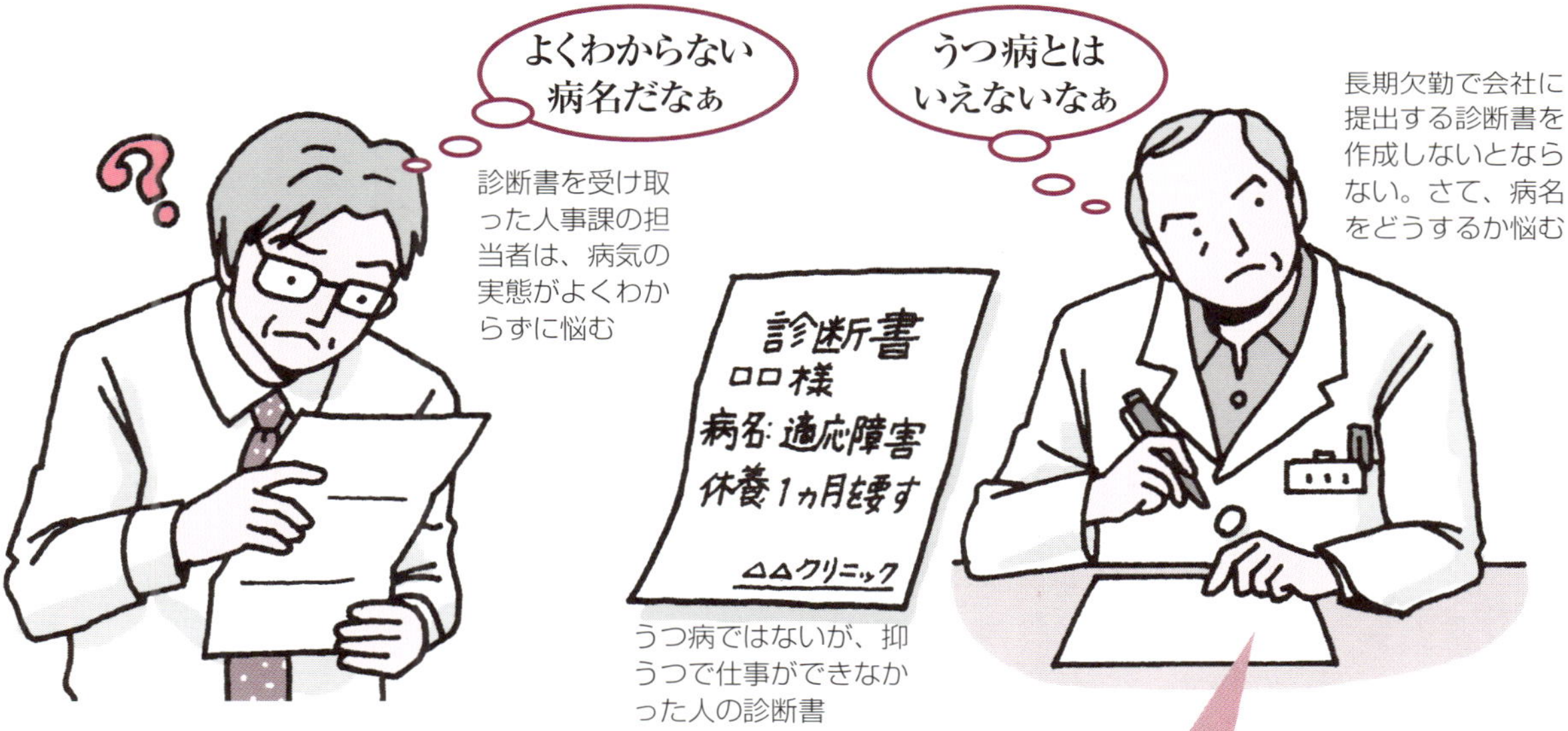
よくわからない病名だなぁ
診断書を受け取った人事課の担当者は、病気の実態がよくわからずに悩む
診断書
□□様
病名：適応障害
休養1ヵ月を要す
△△クリニック
うつ病ではないが、抑うつで仕事ができなかった人の診断書
うつ病とはいえないなぁ
長期欠勤で会社に提出する診断書を作成しないとならない。さて、病名をどうするか悩む

医師の事情

- 頭痛や不眠などを訴えるので、体の病気がないか検査をしたが、画像や数値ではなにも異常がみつからなかった
- 診断基準を満たす精神疾患がない
- 気持ちの落ち込みなどで、実際に欠勤や欠席が続いている
- 診断書を作成しなくてはならない

↓

適応障害としたり、「うつ状態」などとする（P22参照）

うつ病、不安障害というほどではない

適応障害には、うつ病、不安症などの精神疾患というほどではない「状態」につけられる病名という側面があります。

症状が軽くて、比較的早く治ることが多いのですが、油断はできません。放置したり、症状が強くなったりすると、ほかの病気に移行することもあります。適応障害の段階で対策を立てることが、ほかの病気を防ぐことになります。

COLUMN

この症状や病気は、おそらく適応障害のこと

病名は症状からつけるので

医療現場では、どの病気の診断基準も満たさない場合、病名ではなく、症状や状態を表す名称を診断名にすることがあります。

適応障害の症状は、それぞれ強くないものの、多くの病気と共通しています。そこで、左記のような診断名がついた場合には、適応障害かもしれません。

三ヵ月以内に、こころの調子を悪くするようなストレスはなかったでしょうか。

新型うつ病
現代型うつ病

どちらも正確な病名ではない。拒絶過敏性（→P57）が強く、すぐに落ち込むが、いいことがあると回復するなど、従来のうつ病とは症状が違う

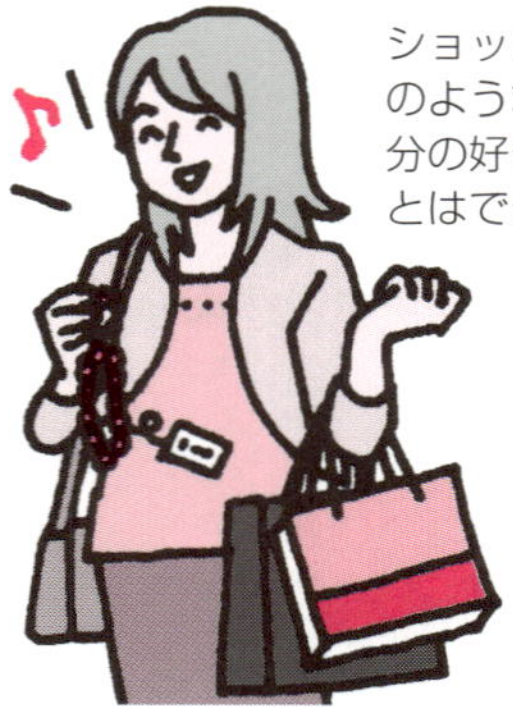

ショッピングのような、自分の好きなことはできる

うつ状態

病名としては正確ではないが、気分が落ち込んで抑うつ状態が強く、社会生活にも支障が出ている場合。治療もおこなうし、診断書に記入されていることもある

職場適合性うつ病

過重労働や残業時間の多さから、睡眠時間が足りなくなる。疲労が回復せず、仕事がこなせず、ミスも増える。焦りや自責感にとらわれ、適応障害からうつ病に。自殺の危険性が高い

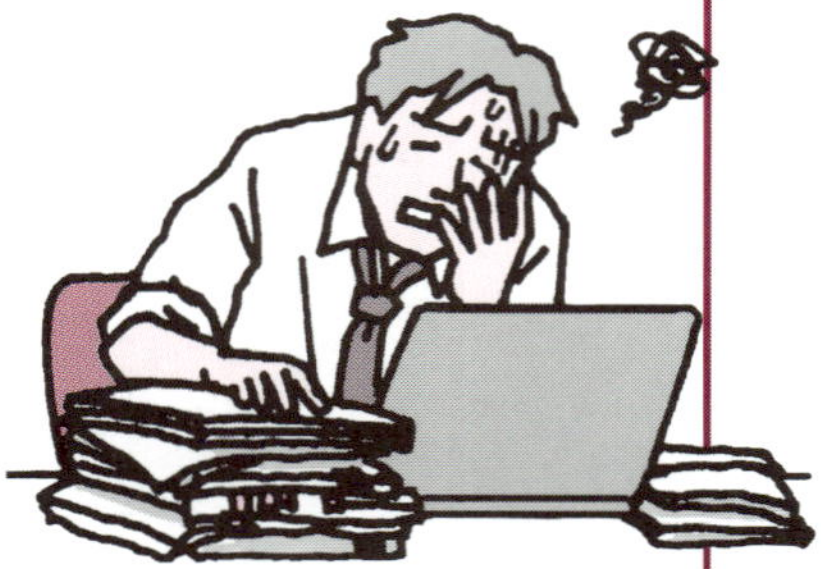

月100時間以上の残業などの激務で、心身がボロボロ・ガタガタになる

睡眠障害

不眠を訴える精神疾患は多いが、ほかの症状が強くなく、眠れない、眠りすぎる、眠る時間がずれているなどの睡眠の問題で生活に支障が出ているという「状態」を表す診断

2

多くの人は抑うつと不安が主症状に

うつ病というほどではないけれど、抑うつがあります。
不安症というほどではないけれど、不安があります。
人によっては、夜になると泣けてきたり、なにもないのにイライラしたり、
いやなできごとを思い出しては怒ったり。
ただ、それらの感情も、不安や抑うつの裏返しなのです。

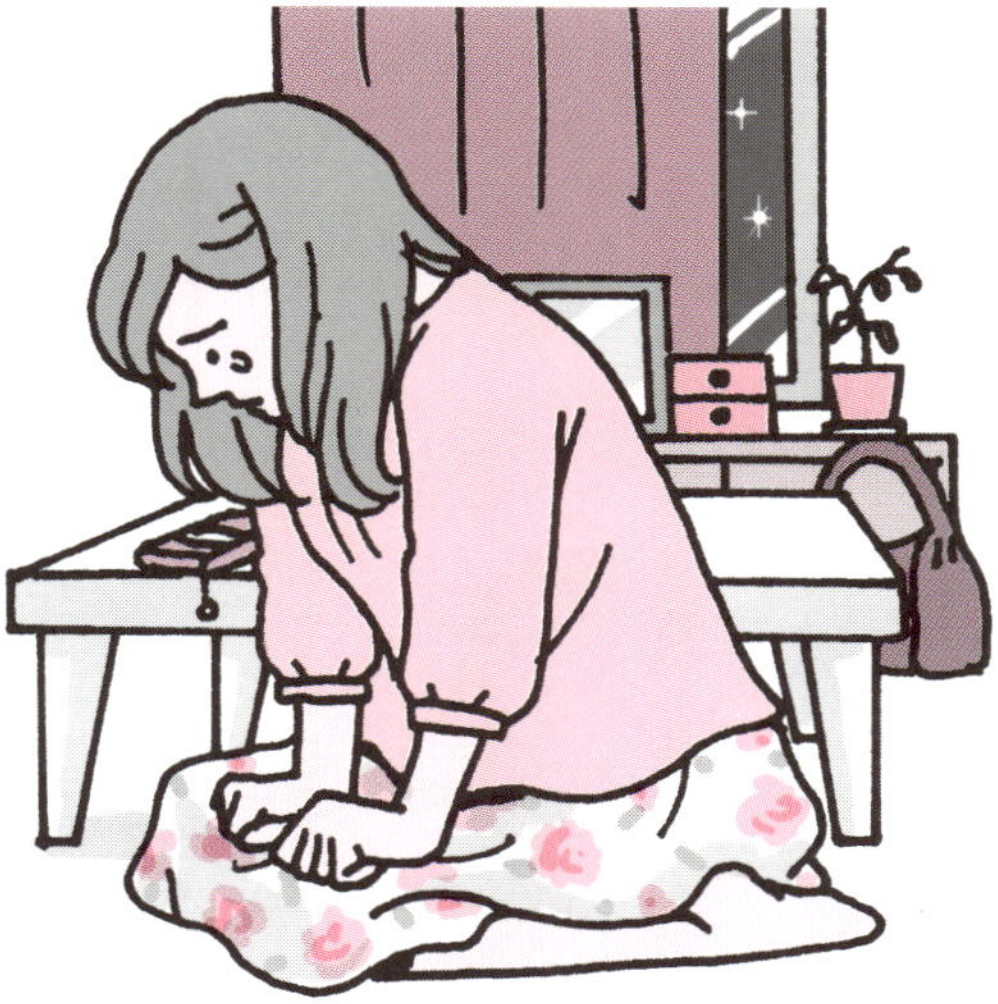

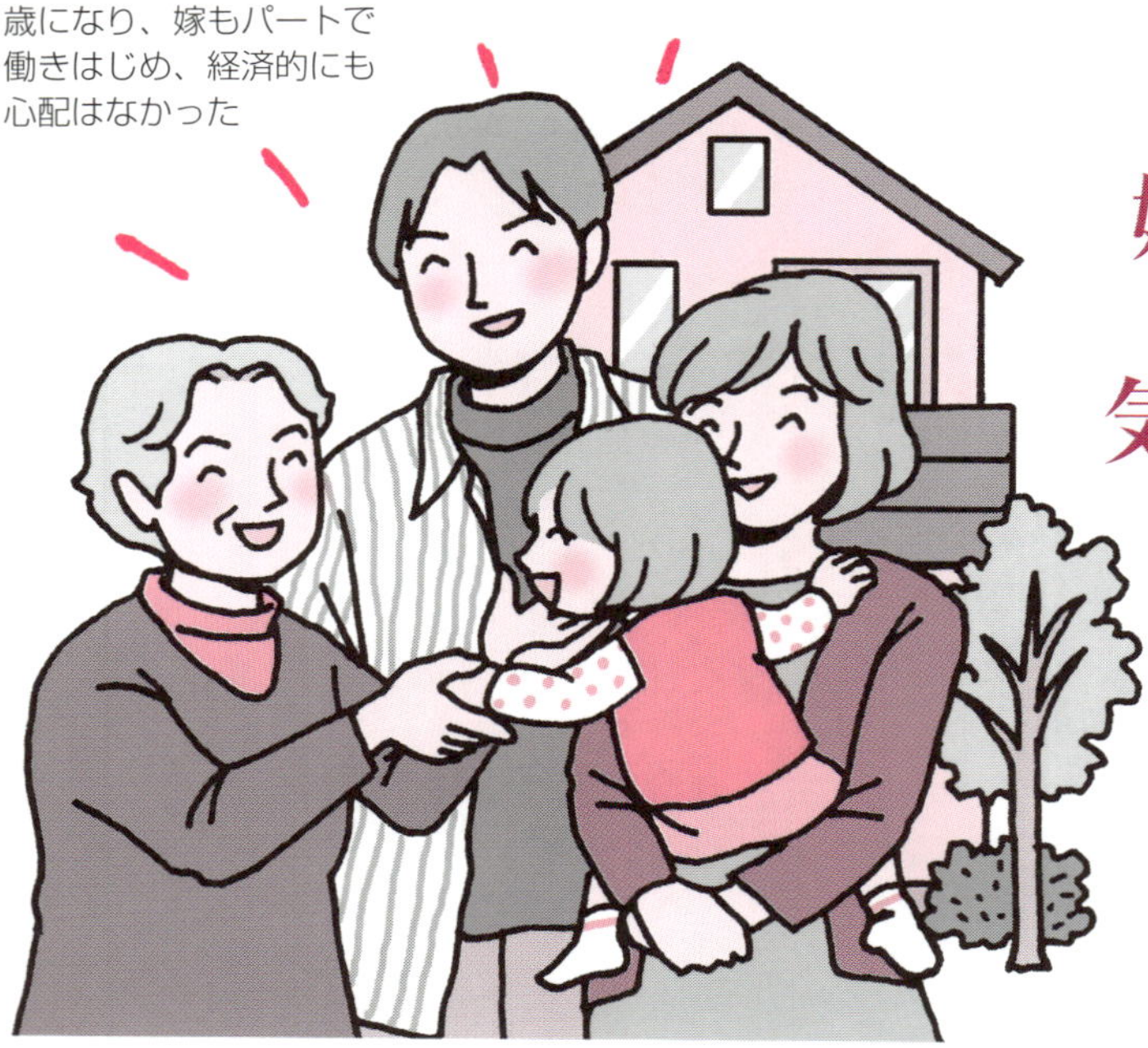

家族全員が元気。孫も3歳になり、嫁もパートで働きはじめ、経済的にも心配はなかった

Cさんのケース

嫁に申し訳ないと思いつつ、気持ちが落ち込み泣けてくる

1　Cさんは58歳。夫は数年前に亡くなり、息子夫婦と同居していました。その後、孫が生まれて家族が増え、しあわせに暮らしていました。Cさんも持病などなく、健康でした。

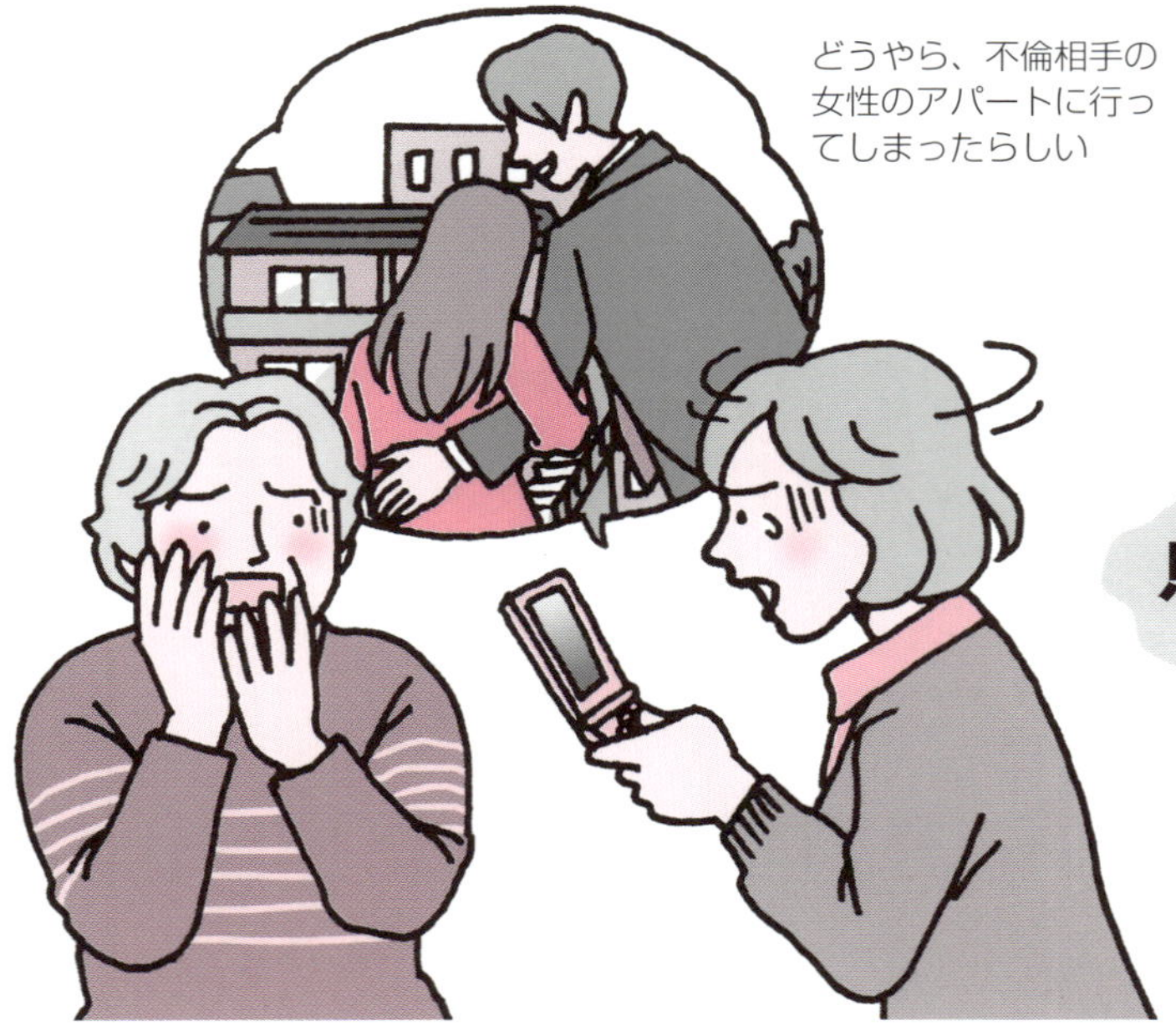

どうやら、不倫相手の女性のアパートに行ってしまったらしい

2　ところが30歳になった息子が、突然家に帰ってこなくなり、行方不明に。Cさんはこれまでまったく知らなかったのですが、職場で不倫をしていたというのです。

息子の不始末

STRESS

Cさんにも嫁にも重大なストレスに

3 信じていた息子の行状に、Cさんは情けなくて恥ずかしくて、外に出られなくなってしまいました。お嫁さんは相手のアパートをつきとめたのですが、話し合いなど無理な状況でした。

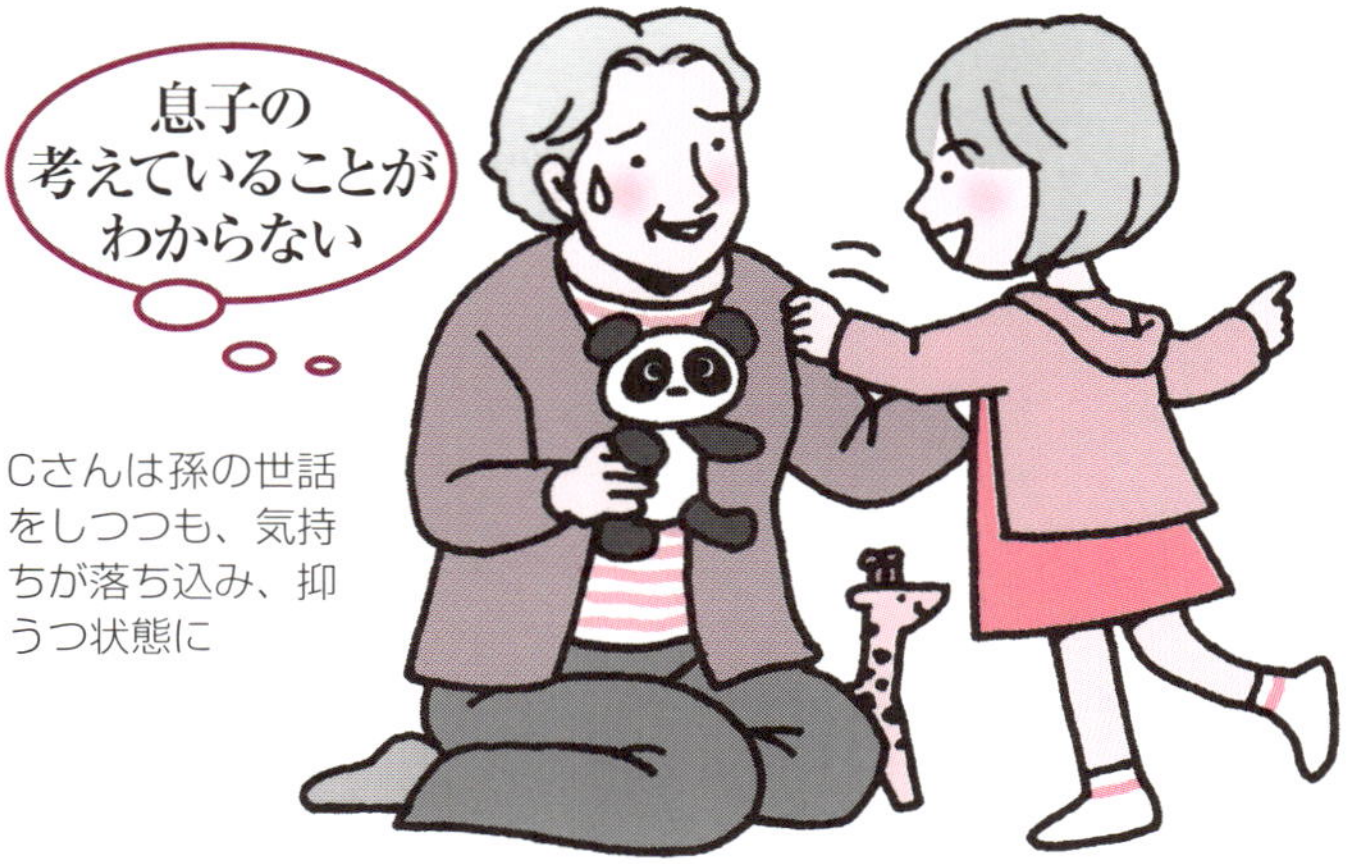
息子の
考えていることが
わからない
Cさんは孫の世話をしつつも、気持ちが落ち込み、抑うつ状態に

4 人生すべてが裏目に出ているようで、知り合いから紹介された占い師のところへ相談に行きました。落ち込んだ気持ちはどうすれば晴れるかも、占ってもらいました。

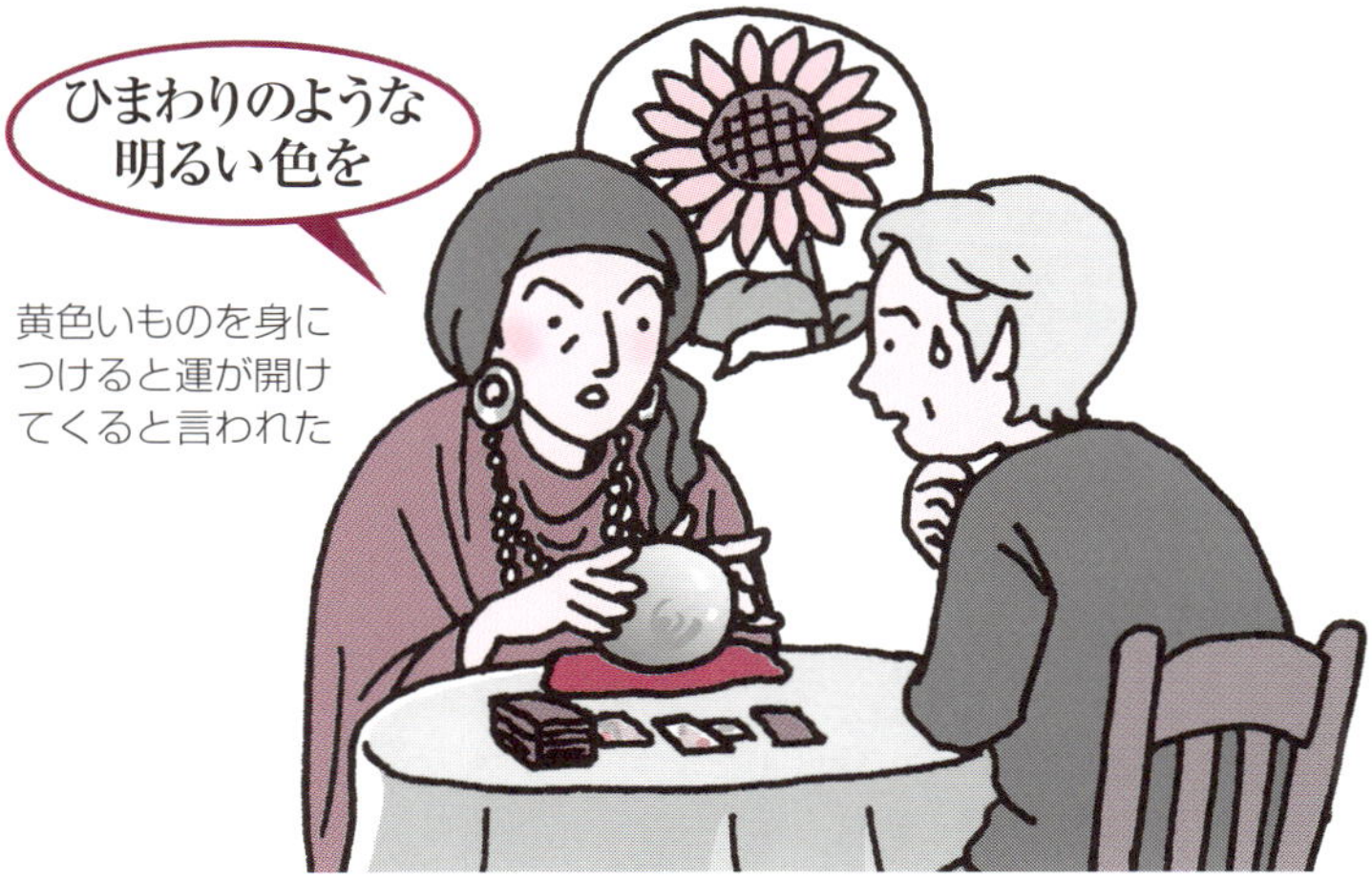
ひまわりのような
明るい色を
黄色いものを身につけると運が開けてくると言われた

5 言われたとおり黄色い服を着たりしていますが、抑うつ状態のまま。夜になると泣けてきます。いろいろ考えてしまって眠れないし食欲もない。最近はやつれてきました。

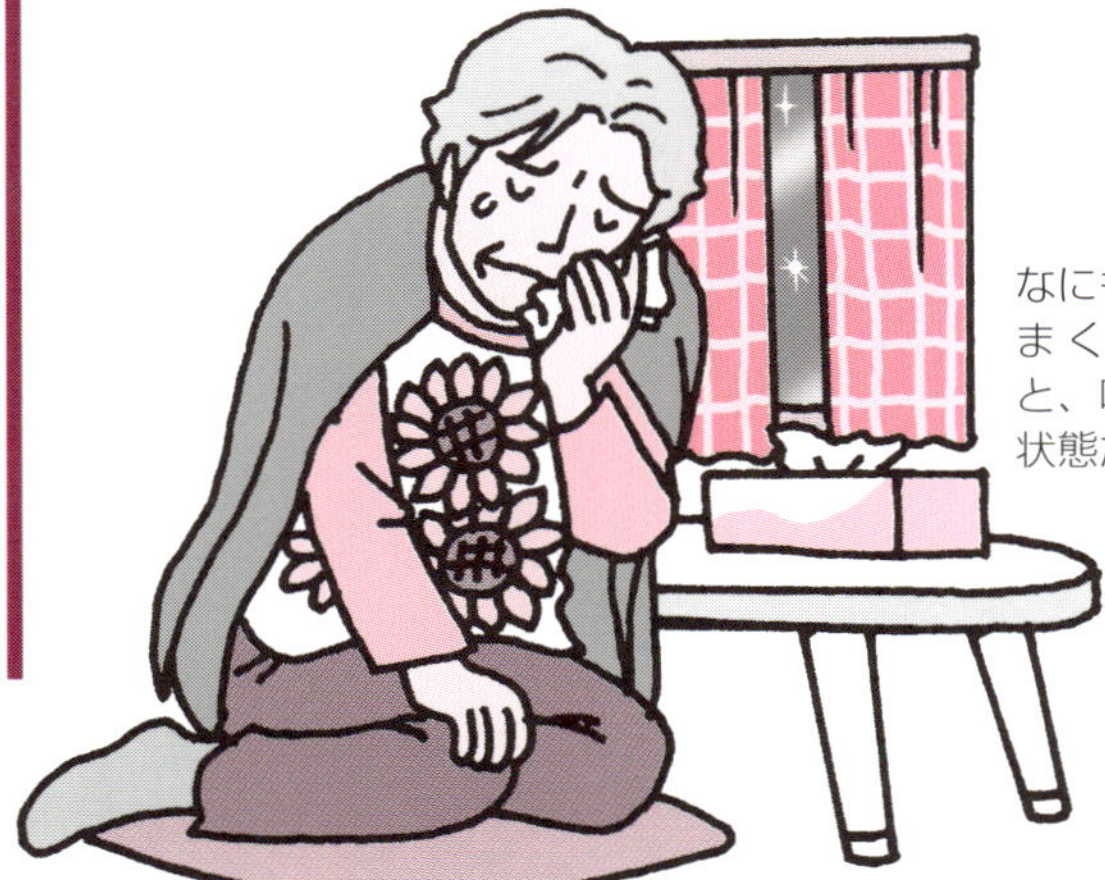
なにもかもがうまくいかないと、嘆き悲しむ状態だった

Dさんのケース

夫からの離婚訴訟で電話におびえ、パニック発作も

短大を卒業した後は、義父の経営する喫茶店で働くようになった

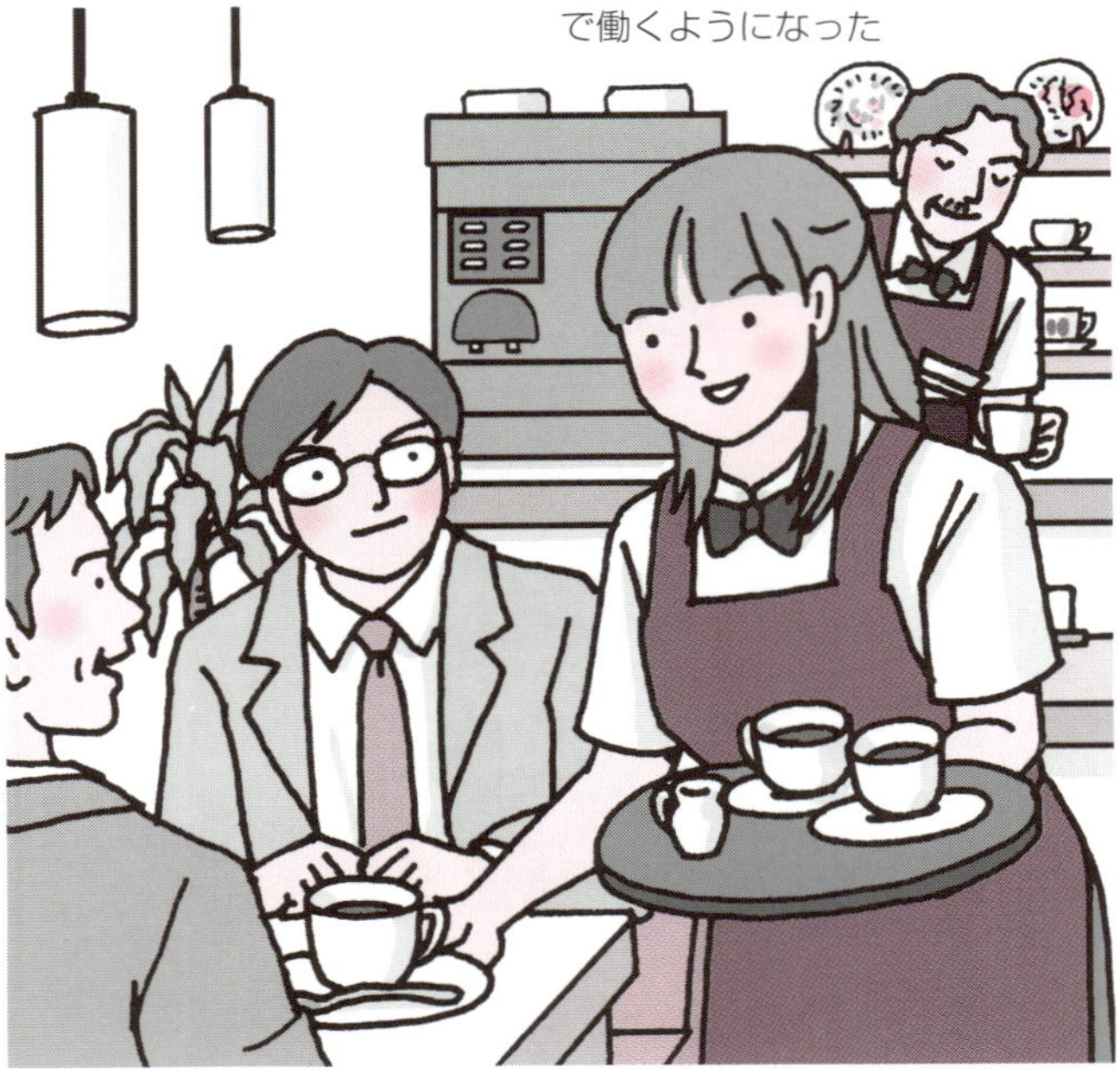

1 Dさんは2歳のとき、両親が離婚。その後母親は再婚し、義父との3人家族でした。義父はDさんを可愛がってくれ、Dさんも義父の望む道を歩んできました。

義父は結婚に反対。彼に養子に入ってほしかったから

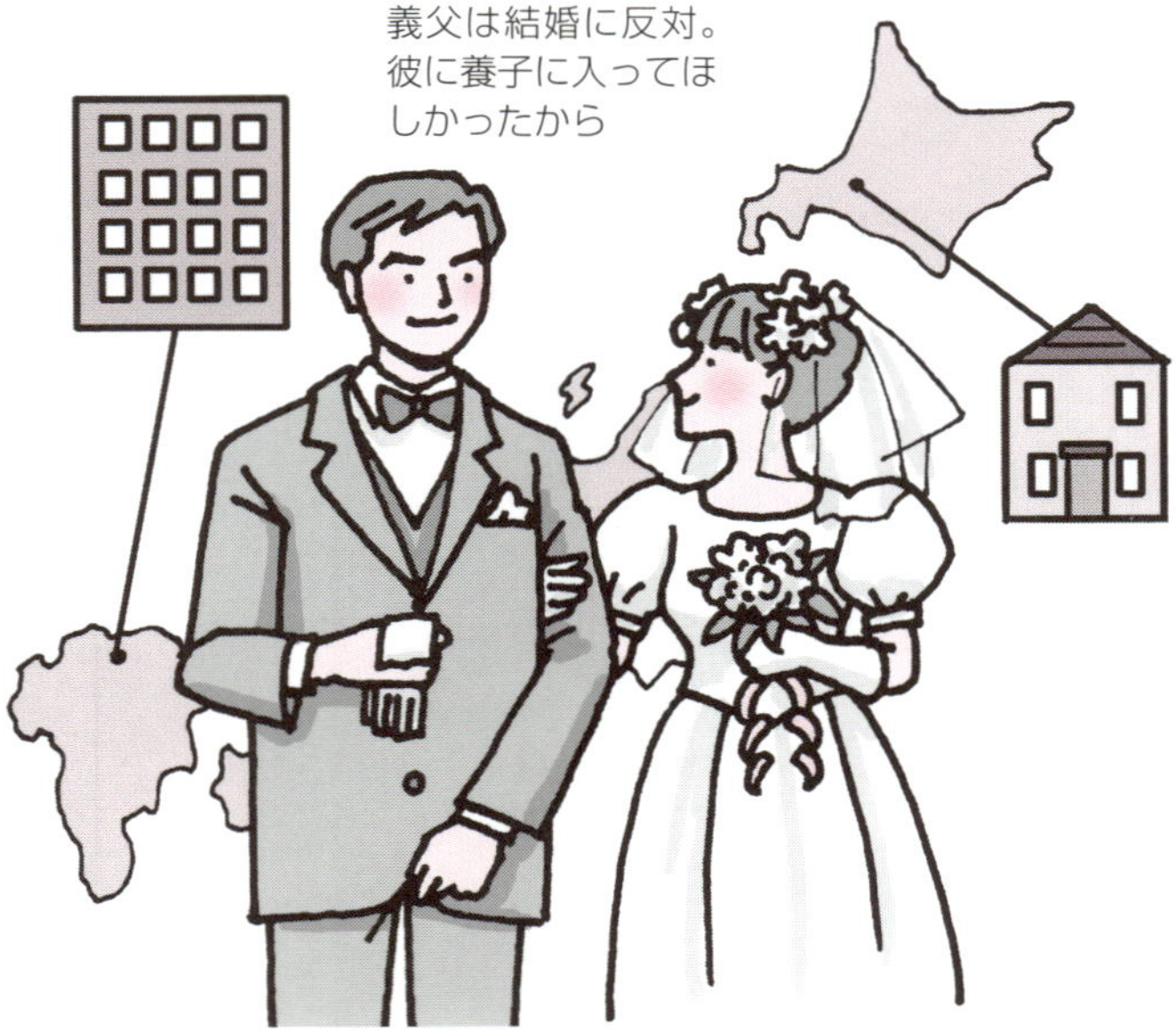

2 恋人が転勤することになったのを機に結婚。しかし入籍だけで別居することになりました。義父の希望でDさんは喫茶店勤務を続けることにしたからです。

3 入籍後4ヵ月たっての新婚旅行先で彼と大げんか。それ以来、夫と会うことはなくなりました。でも、電話はひんぱんにかかってきて、「お前は最低の人間だ」などとDさんを罵倒します。

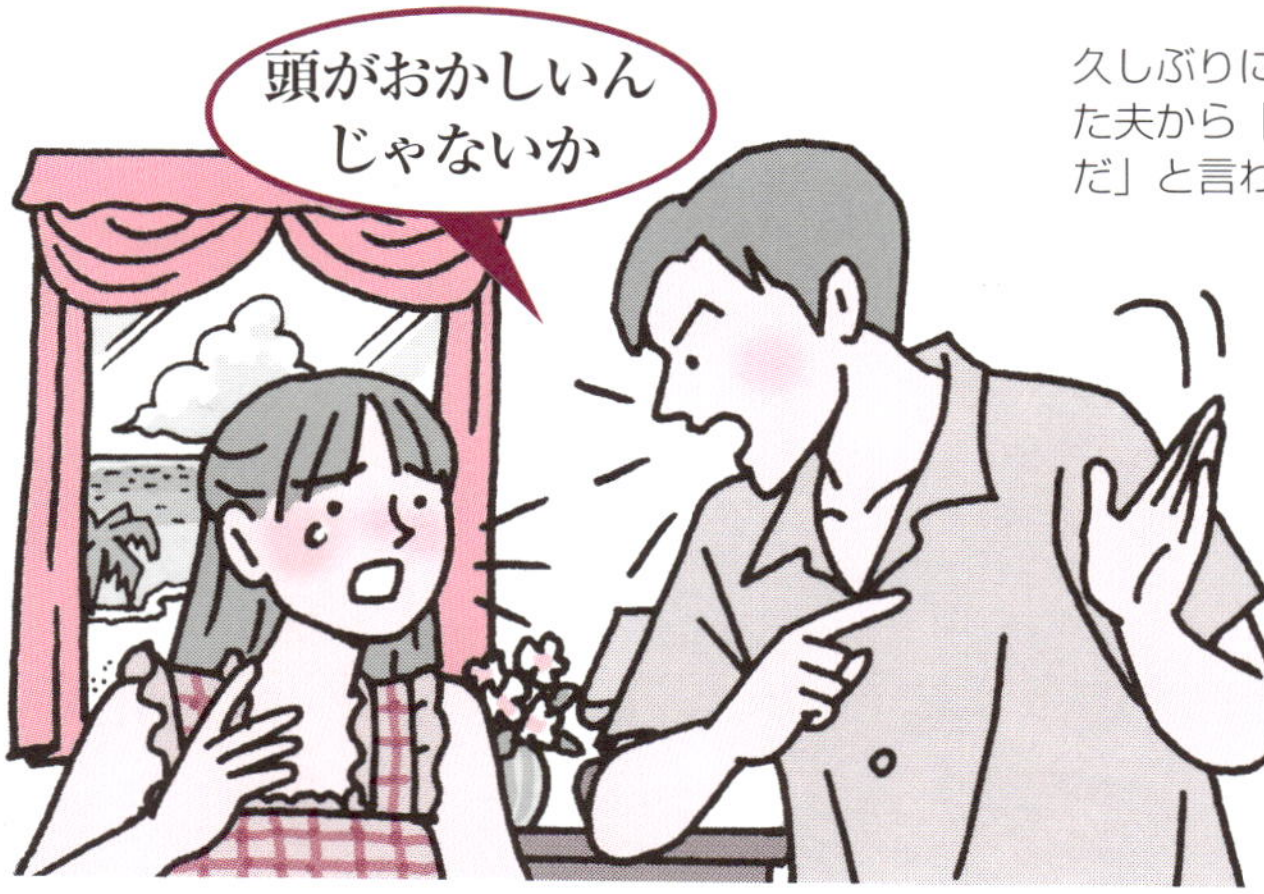

久しぶりに会った夫から「離婚だ」と言われた

離婚の訴訟

STRESS

ある日、夫側の弁護士から書類が届いた

ショックを受け、パニック発作が起こった。この日から店に行けなくなった

4 ついに夫が離婚の訴訟を起こしたことを知りました。以来、不眠やめまい、吐き気、胸の圧迫感があり、突然泣けてくることもあります。

5 Dさんは電話がこわくてしかたありません。パニック発作もたびたび起こります。気分も落ち込み、自分でもおかしいと思ったので、病院に行くことにしました。

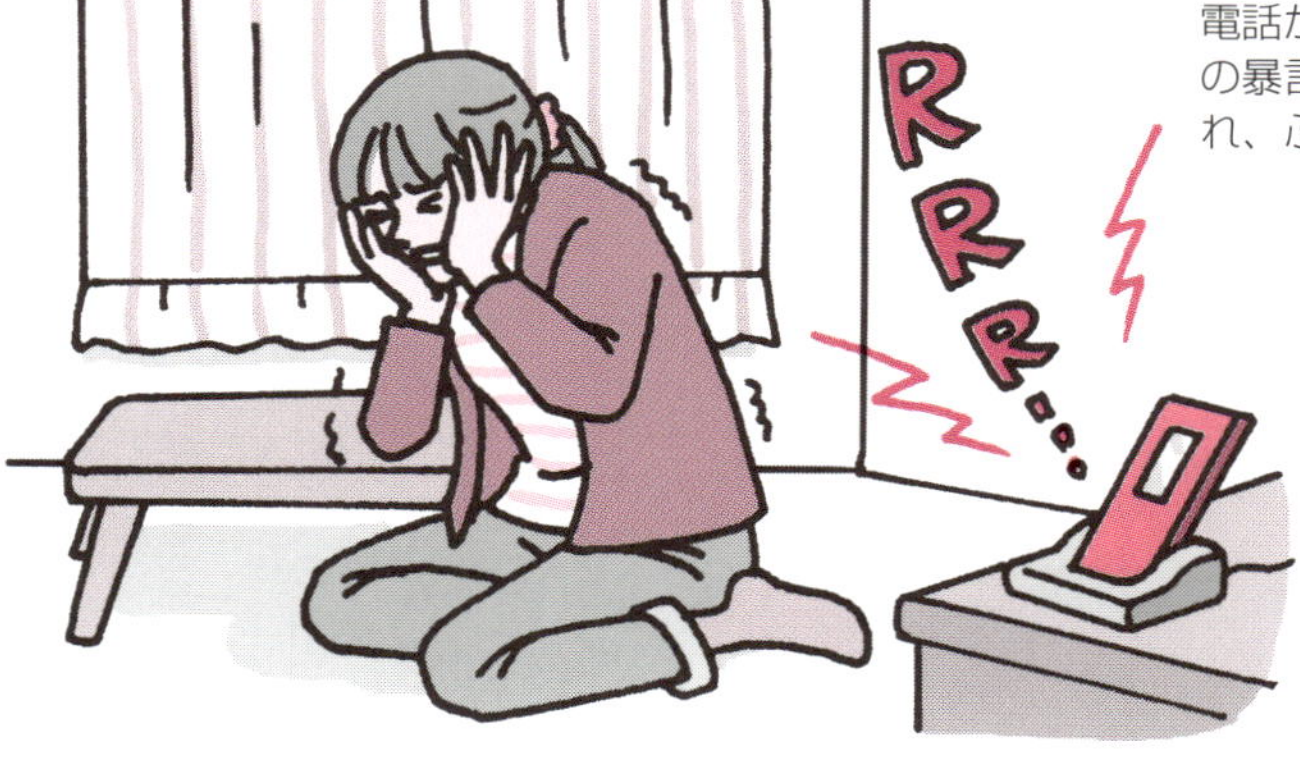

電話が鳴ると、夫の暴言が思い出され、ふるえあがる

抑うつ

いつも、なんとなく憂うつな気分

適応障害の症状として、ほとんどの患者さんが抑うつを訴えます。ただ、抑うつはうつ病ほどは重くありません。うつ状態、不全型うつ病といえる病態です。

ストレス

環境が大きく変化し、ストレスになった。就職もその一例

抑うつが主症状

原因となるストレスの始まりから3ヵ月たたないうちに、気持ちや行動に変化が出てきます。気持ちが落ち込み、仕事が手につかないなど、支障を来しはじめます。

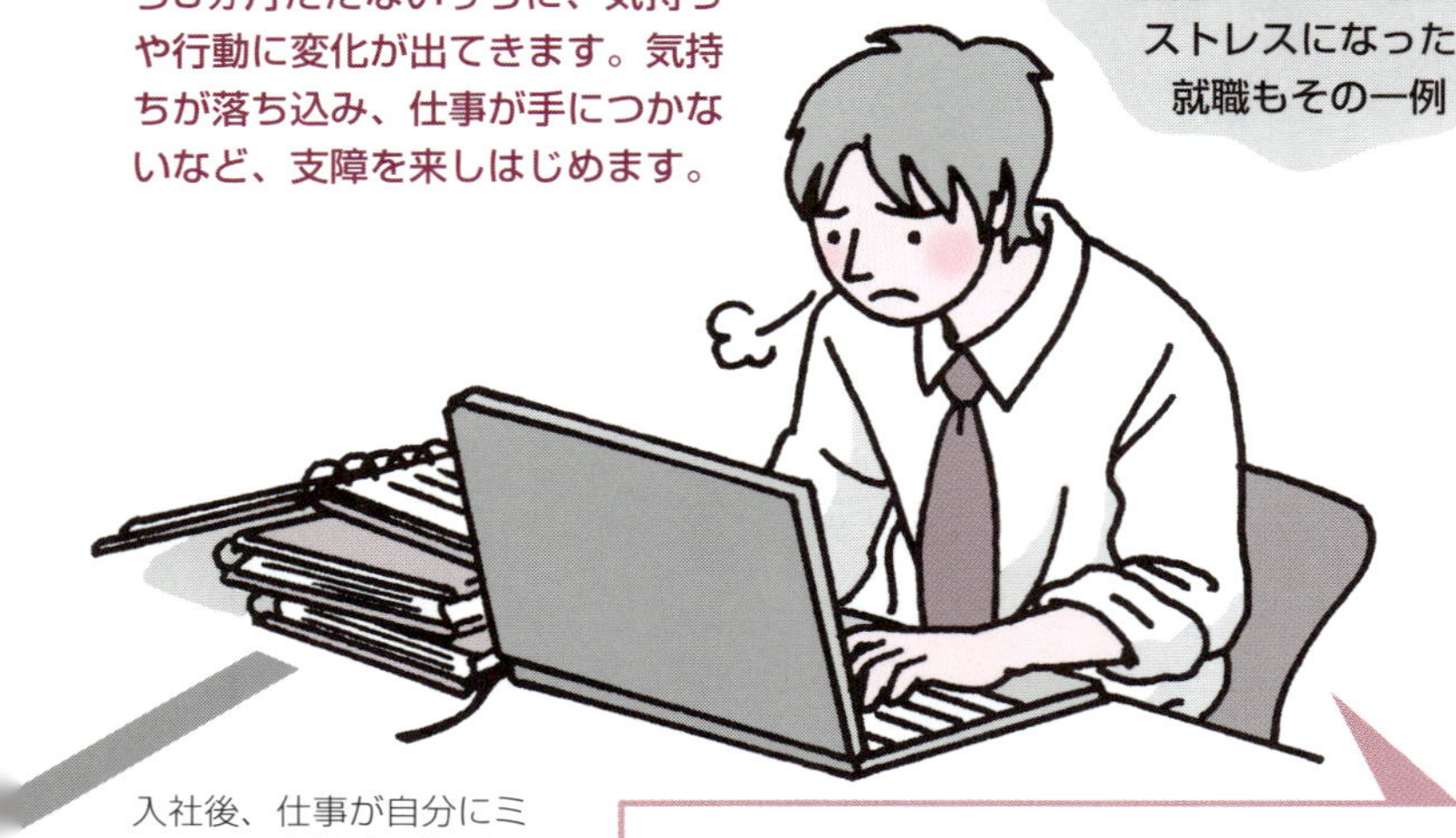

入社後、仕事が自分にミスマッチだと気づいた。5月ごろには、抑うつ感が強くなってきた

かつては5月病とも

社会に出て環境に適応できず、悩み迷いはじめる時期が5月の連休明けくらいから。思い描いていた理想と現実の差に驚き、自分はこの仕事に向いていないのではないかと、落ち込む。こうした新社会人のうつ状態を5月病といった

IT関連企業には適応障害が多い

ネット産業などのIT関連企業には、うつ病や適応障害が多いといわれます。現代の成長産業で、仕事量が多いのも、その一因です。ただ、職場によってはパーティションで区切られ、同僚との会話もなく、一日中パソコンを相手にしているなど、ストレスがたまる一方の環境的な問題もあります。ひとり無言でキーボードをたたき、しかもそれが深夜にまで及ぶとなると、労働意欲が減退していっても無理はありません。

目の疲れ、肩こりなどの身体不調も現れます。照明などの職場の環境を見直すことも必要です。自分でも精神的に苦しくなってきたら、上司などに早めに相談するようにしましょう。

つらく悲しいできごとが頭から離れない

適応障害は発症の原因になったストレスがはっきりわかりますが、解決できないものや過剰なものの場合もあります。

たとえば、息子の不倫（24ページの例）のような、自分では解決できないできごとは、大きなストレスになります。割り切ることができないかぎり、何度もそのできごとを思い出しては落ち込み、悲しみます。

不全型うつ病？

うつ病というほどひどく落ち込んでいるわけではない。少しブルーな気分でも社会生活はなんとか送れる。気持ちの落ち込みも、夕暮れどきなど一定時間だけ。こうした軽症のうつ病を「不全型うつ病」ということもあるが、これは医学的な名称ではない。また、不全型でも、軽視はできない

本格的なうつ病になりかねない

ストレスになったできごとが続く限り、抑うつも続く。何度も思い出しては抑うつに陥る人もいる。

しだいに人間関係や社会生活に支障が出て、ひきこもったり、本格的なうつ状態になる。重症化してうつ病になることもある

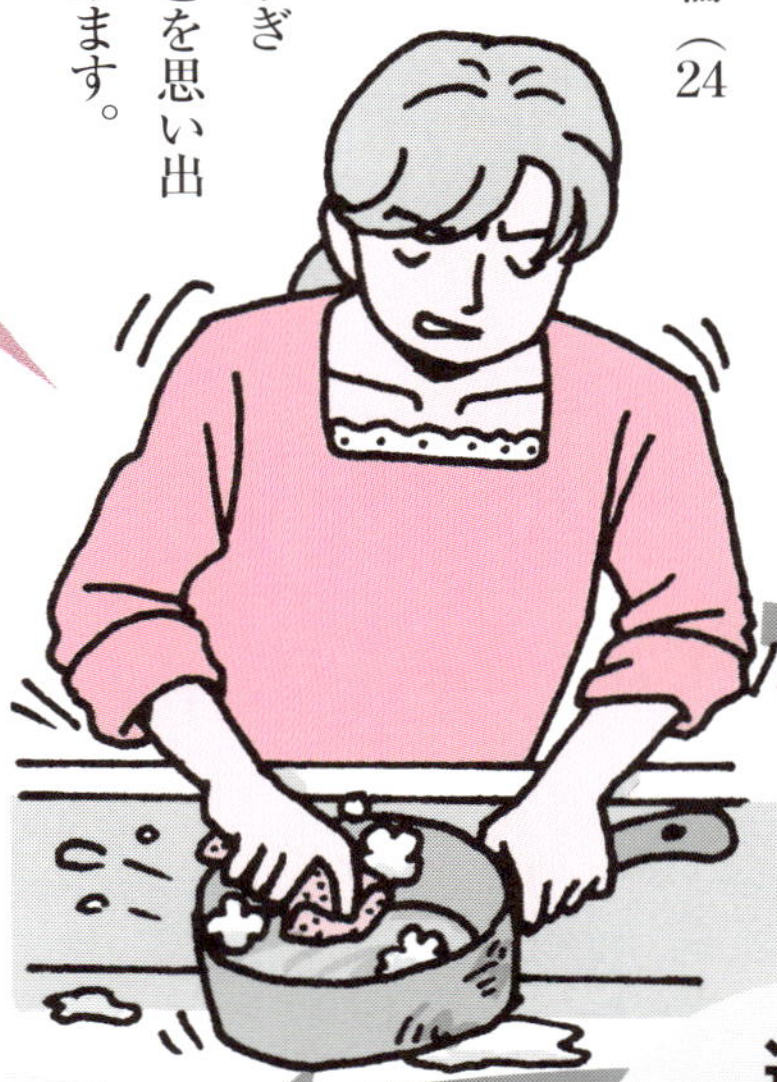

結婚したものの、現実はつまらない毎日。家事ももともと好きではなく、苦痛でしかない

適応障害に

ストレスに適応できない

意欲がなくなり、仕事や家事の能率も落ちる。こんなはずではなかったと悩む。身体症状が出てきて、さらに適応できなくなる

うつ病に

ほとんど一日中抑うつが続き、それが毎日、2週間以上続いている

抑うつ状態や、欠席・欠勤が続くと、ようやく本人や周囲の人が「これは尋常ではない」と気づく

不登校、退職も

適応障害もうつ病も、不登校や退職の原因となる

うつ病について詳しく知りたい方は講談社健康ライブラリーイラスト版
『新版 入門 うつ病のことがよくわかる本』（野村総一郎監修）をご覧ください。

不安

夜になると不安がふくらんでくる

不安を伴う適応障害は、不安症とかぎりなく近い病態です。しかし、不安を主症状とする不安症とは、不安のわきかた、程度、不安の対象など、少々違う点があります。

一日中、不安定だが

情緒不安定な状態が一日中続きます。好きなことや楽しいことがあると気分が晴れますが、それ以外は、ずっと不安や抑うつを感じています。

朝
今日も仕事か、あるいは学校かと思うと、元気喪失

昼
苦痛を感じながら、日常生活をなんとか送る

熟睡感がない
適応障害では睡眠障害のある人が多い。熟睡感がなく、朝からうつ状態のことも

過敏になっている
他人の言動にピリピリする。ささいなことでも激しく落ち込んだりする

イライラしやすい
不安感には焦燥感を伴うことが多い。情緒不安定で怒りっぽい面もある

夜、自宅にいるときに不安や抑うつが高まる

ストレスになったできごとや人間関係について、不安や心配でこころがいっぱいになります。患者さんは、とくにひとりでいるとき、夕暮れから夜間にかけて不安が大きくなるといいます。

誰でも心配ごとがあると眠れなくなりますが、解決に向けて対策を考えたり、上司に相談しようなどと考えれば、落ち着きます。しかし、適応障害の患者さんは、不安や心配をどうすることもできないと感じ、苦しみます。

ストレスになったできごとがいつまでも頭から離れず、不安や心配が続けば、不安症（65ページ参照）の診断を考慮します。

ミニ・フラッシュバック

原因となるストレスがあるという点で、PTSDによく似ている適応障害。ストレスのもとになったできごとが何度も頭に浮かんできて苦しむ「フラッシュバック」もある。ただPTSDのような生命にかかわるほどのトラウマではなく、「ミニ・フラッシュバック」のようなもの

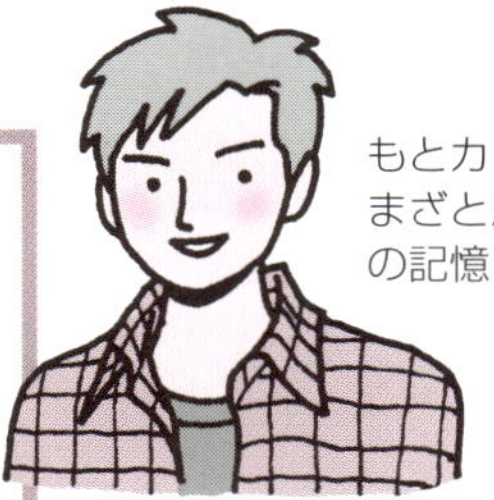

もとカレの言葉がまざまざと思い出され、その記憶に傷つく

夜

暗くなってくると、自分も暗くなる。くよくよしたり、不安でたまらなくなる

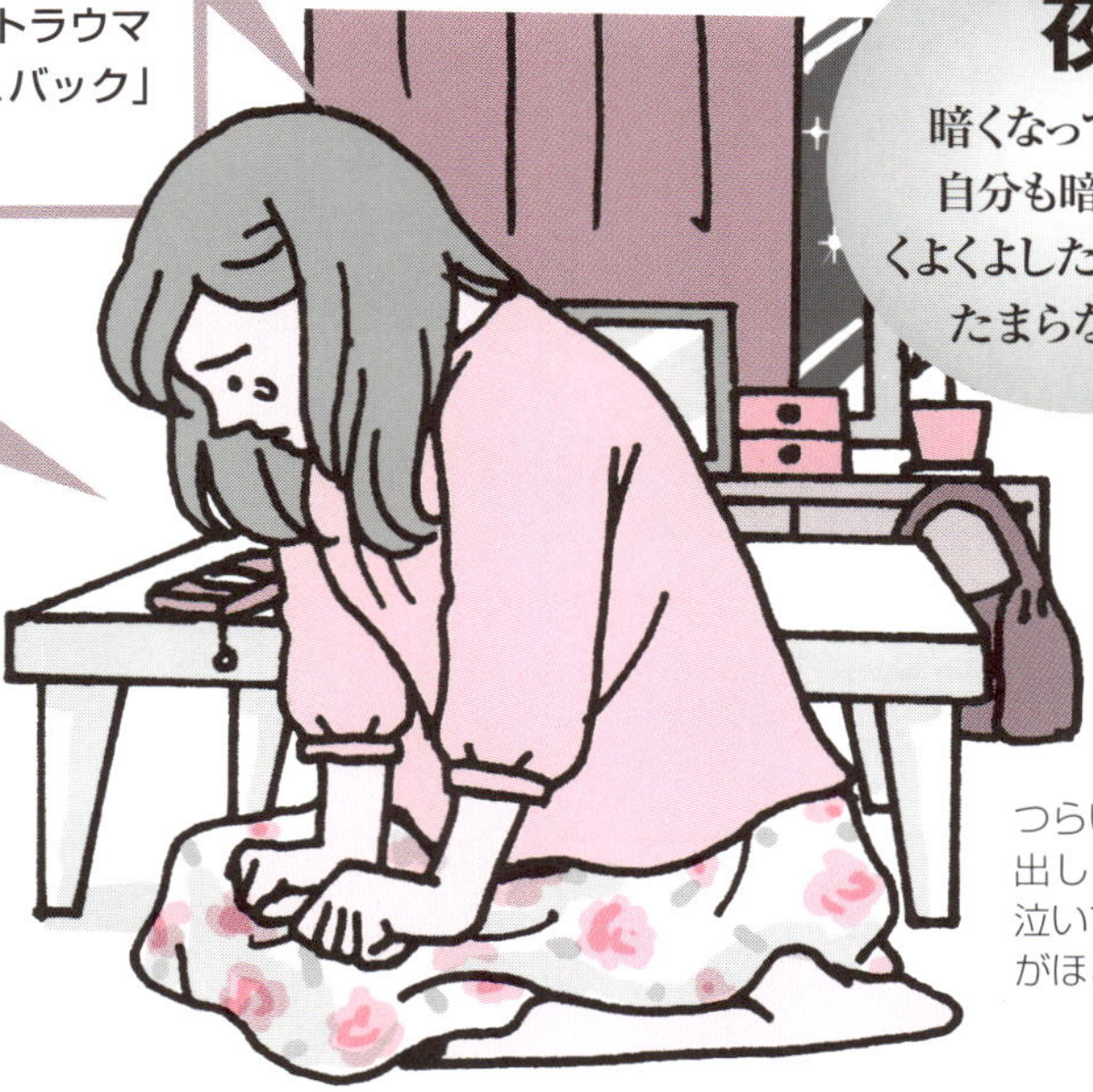

つらいできごとを思い出しては苦しくなり、泣いている。こんな日がほとんど毎日

孤独感もひしひしと

「寂しい」「孤独だ」と訴える患者さんが多い。この気持ちは一般にイメージされる寂しさや孤独感とは質的に違う。どうせ誰も支えてくれない、解決なんてできないと自らを孤立させていく。病的な孤独感は、不安の裏返しでもある

子どもの不安感の現れ方

幼い子どもは不安や心配を感じても、言葉にすることはできません。不安は「退行」として現れることが多くあります。退行とは、言動が実際の年齢よりも幼くなることで、夜尿症、幼稚なしゃべり方、指しゃぶりなどが現れます。

また、母親など愛着をもっている大人から離れることが不安で、一日中ぴったりついていたりします。トイレや入浴など生活全般に支障を来してきます。

ただ、幼稚園や小学校に行くことを拒み大騒ぎになる場合は、適応障害という診断より、発達障害や分離不安症という診断になることが多いようです。

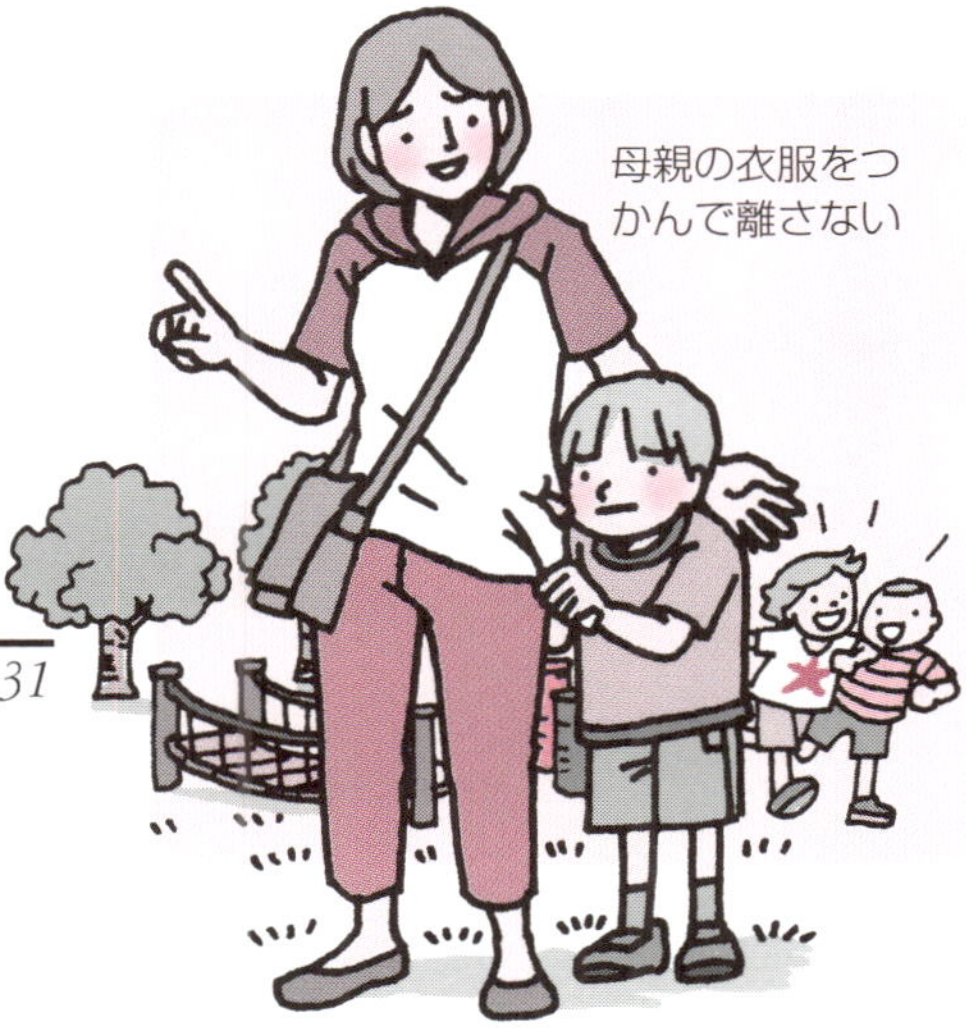

母親の衣服をつかんで離さない

気分不安定

状況によっては、ふつうに過ごせる

仕事中はうつ状態でつらくても、帰宅すれば食事もできるしテレビも見る。

適応障害がうつ病ともっとも違うのは、ストレス因子がないところではなんとかふつうに過ごせる点です。

気分の浮き沈み

以前よりも過敏になり、ささいなことに落ち込む反面、趣味などを楽しむことができます。うつ状態からうつ病かもしれないと思われても、気分が明るくなることがあれば、適応障害など、別の病気の可能性が高くなります。

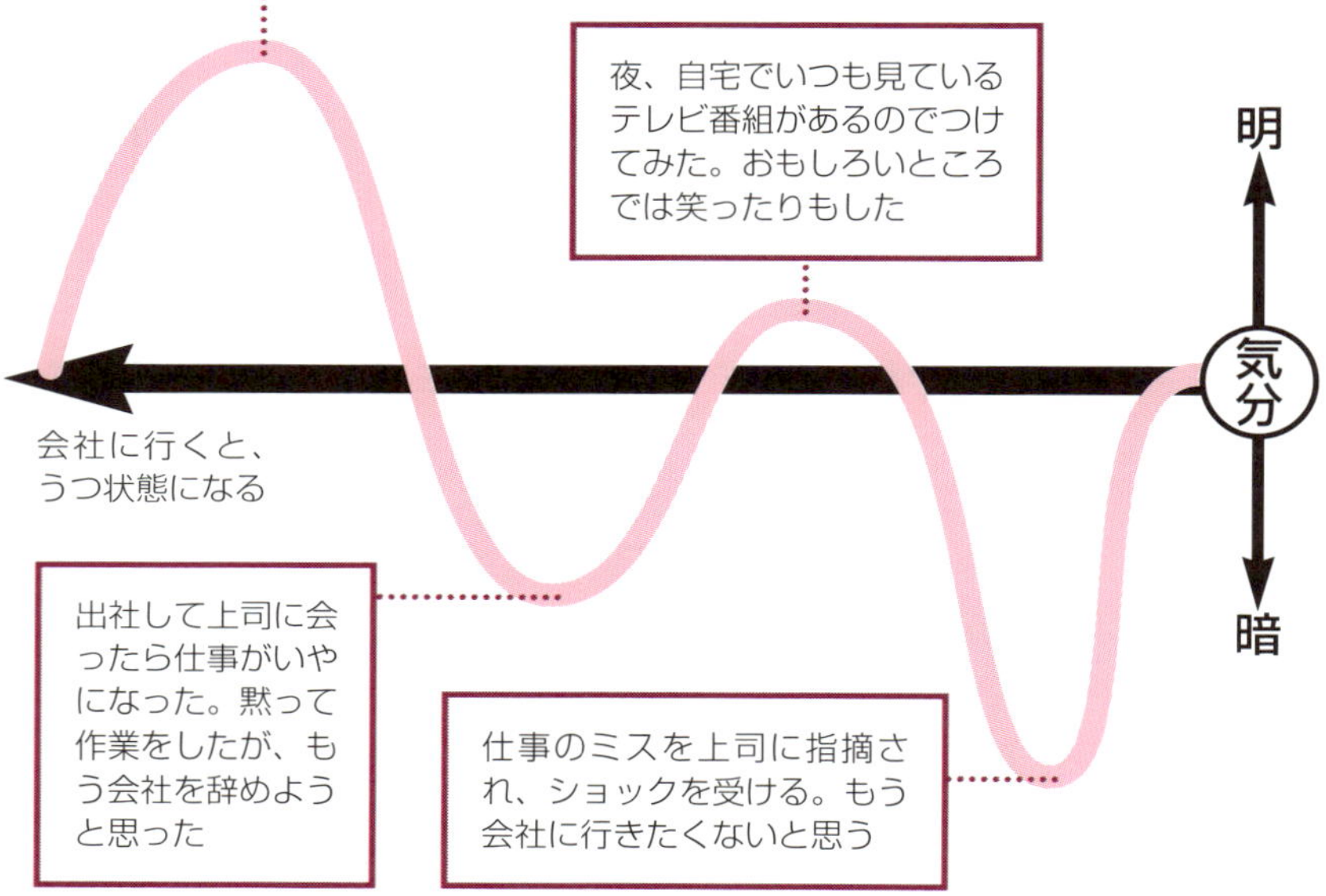

明
気分
暗
会社に行くと、うつ状態になる
休日、友人に会って上司の愚痴を言っているうちに気分が晴れてきた。その後、いっしょにご飯を食べに行った
夜、自宅でいつも見ているテレビ番組があるのでつけてみた。おもしろいところでは笑ったりもした
出社して上司に会ったら仕事がいやになった。黙って作業をしたが、もう会社を辞めようと思った
仕事のミスを上司に指摘され、ショックを受ける。もう会社に行きたくないと思う

ストレスのもとがないと気分が晴れる

適応障害では、ささいなことに極端に落ち込む一方、ストレス因子がない状況ではうつ状態がなくなります。自分の好きなことや楽しいことには、気分がガラリと変わって、元気にさえなります。

こうした不安定さは、非定型うつ病の「気分反応性」に似ています。ものごとに対して過剰に気分が反応するという意味です。適応障害の診断基準には気分反応性という語は挙げられていませんが、症状としては同じです。

適応障害の人が周囲には病気に見えず、わがまま、自分勝手だと誤解されるのは、気分反応性によるところが大です。

ストレスがないと

適応障害のストレス因子が職場なら、職場以外の場所ではふつうに過ごせる。もし職場の人がこの状況を見たら、病気とは思わないだろう。欠勤していた場合には、職場の人を怒らせることもある

うつだけではない

会社を休んでもショッピングには行ける、不登校でも放課後のクラブ活動には参加できるなど、周囲の人からは病気には見えない行動もあります。

会社のできごとを思い出し、一晩泣きあかす日もある

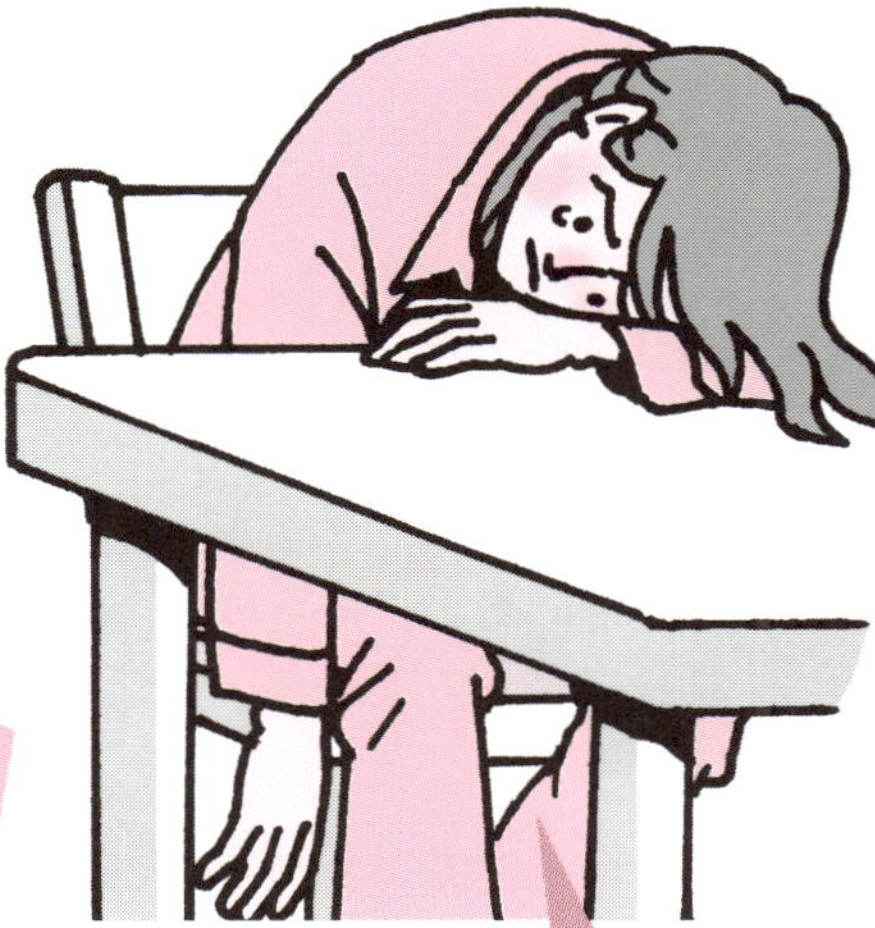

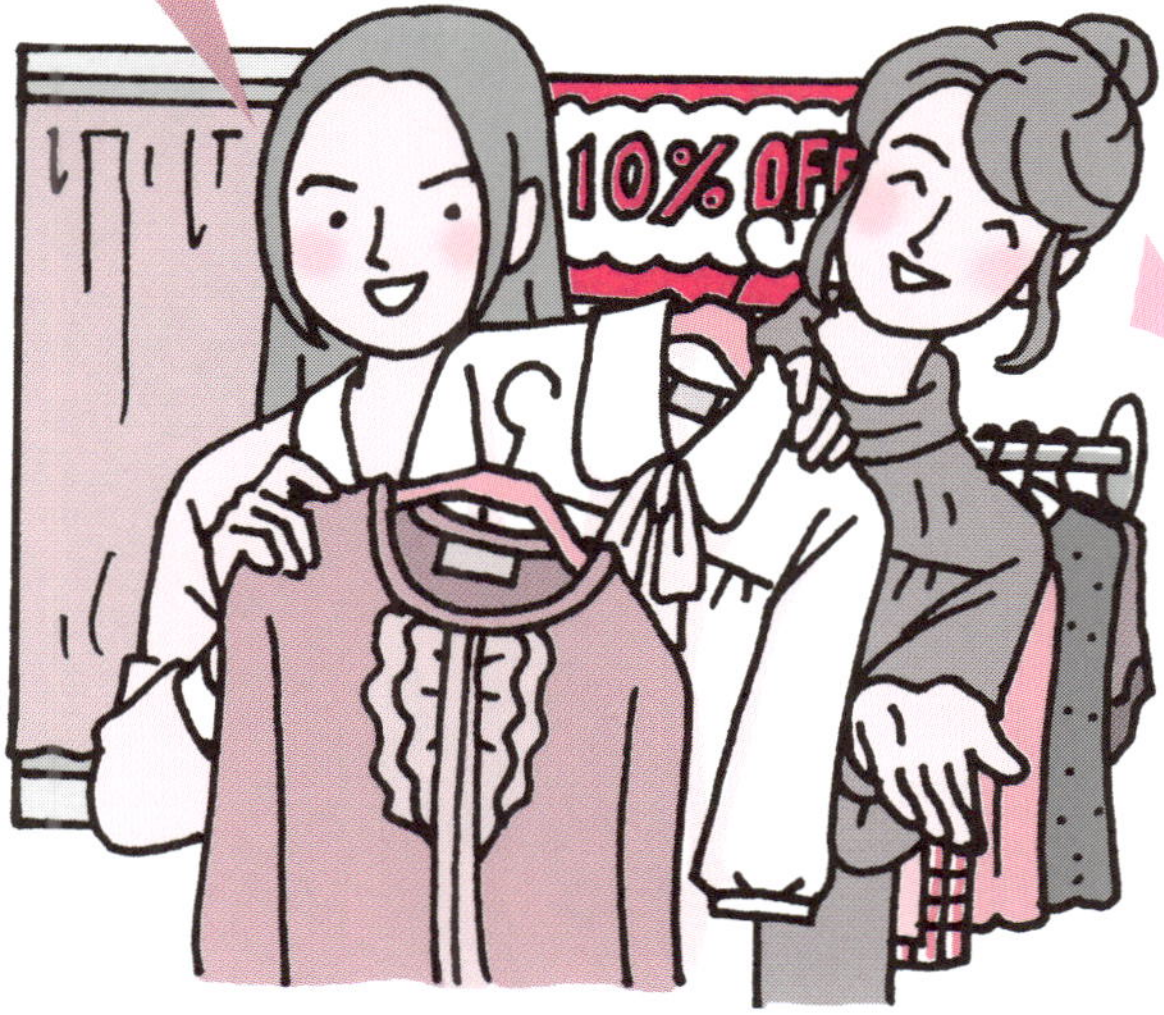

気晴らしに出たショッピングでは、店員さんにほめられ、つい笑顔も

不安を伴っていることが多い

抑うつより早く、あるいは抑うつとともに、不安を感じる人が少なくない。疲労感や不眠を訴えることもある

双極Ⅱ型障害を視野に入れる

ストレスがないところでは気分が晴れるなら、うつ病ではありません。だからといって適応障害と決めるのは危険です。

注意しなくてはならないのは、こうした気分の浮き沈みは、双極性障害にもあることです。気分が晴れるのではなく、軽く気分が高揚しているのかもしれません。とくに、躁が軽い双極Ⅱ型障害との区別はなかなか困難です。

双極性障害は以下の三つです。

双極Ⅰ型障害：うつも躁も同程度に現れます。躁状態では高揚感や万能感にあふれ、常軌を逸した行動などをして、日常生活に支障を来します。一般的には入院治療が必要です。

双極Ⅱ型障害：Ⅰ型と同程度のうつと、軽い躁が現れ、日常生活に支障を来します。躁状態が軽いので、病気ではなく、絶好調のように見えてしまうこともありますが、入院治療が必要です。

気分循環性障害：軽いうつと軽い躁状態を慢性的にくり返します。

素行の障害

法にふれるような行動を起こすことも

適応障害ではまれに違法行為を起こすこともあります。病気になる前はものごとの善悪もわきまえていました。人に言われれば、わるいことだとわかります。けれど、もはやどうでもよくなっているのです。

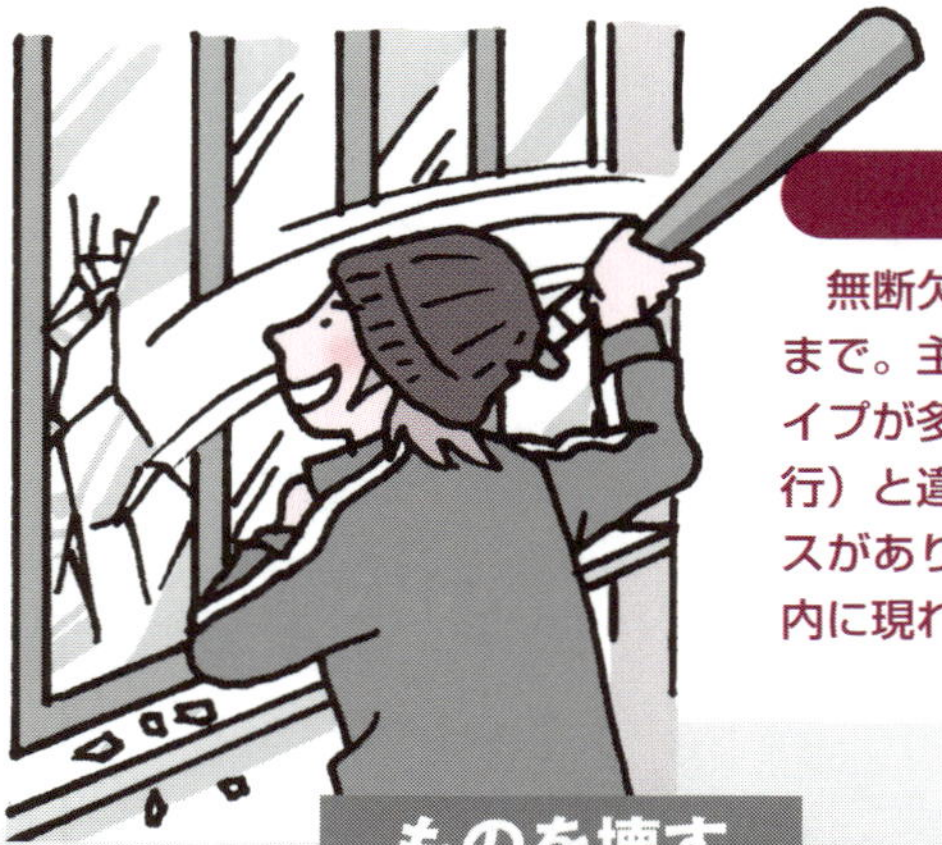

行動が変わる

無断欠勤、破壊行動から、違法行為まで。主に青年期の適応障害はこのタイプが多いのです。病的な素行症（非行）と違うのは、もとになったストレスがあり、そのできごとから3ヵ月以内に現れていることです。

破壊

ものを壊す

動物虐待

学校の窓ガラスを割ったり、公共施設への落書きなど

無謀な行動

売春

飲酒運転、スピード違反、自分の身の危険や命にかかわる行動

飲酒運転

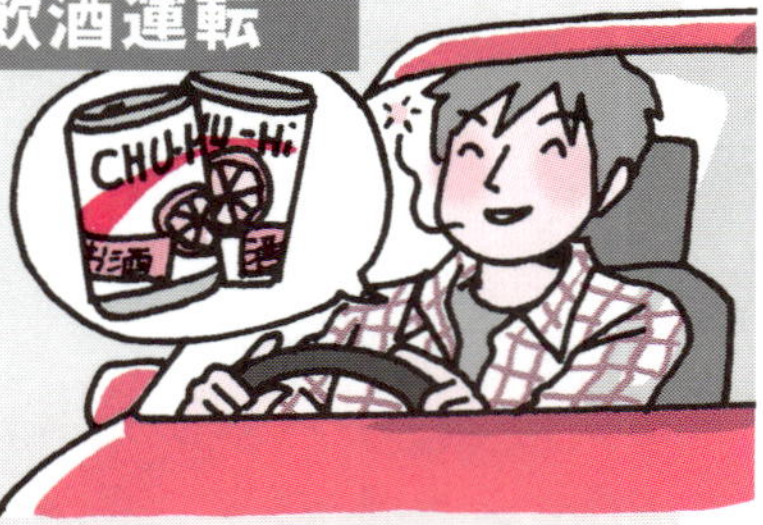

反社会的行為

凶器を持ち歩く

窃盗、万引き、放火など、社会のルールに反する行為

迷惑行為

騒音、暴走、ケンカなど

深夜の騒音

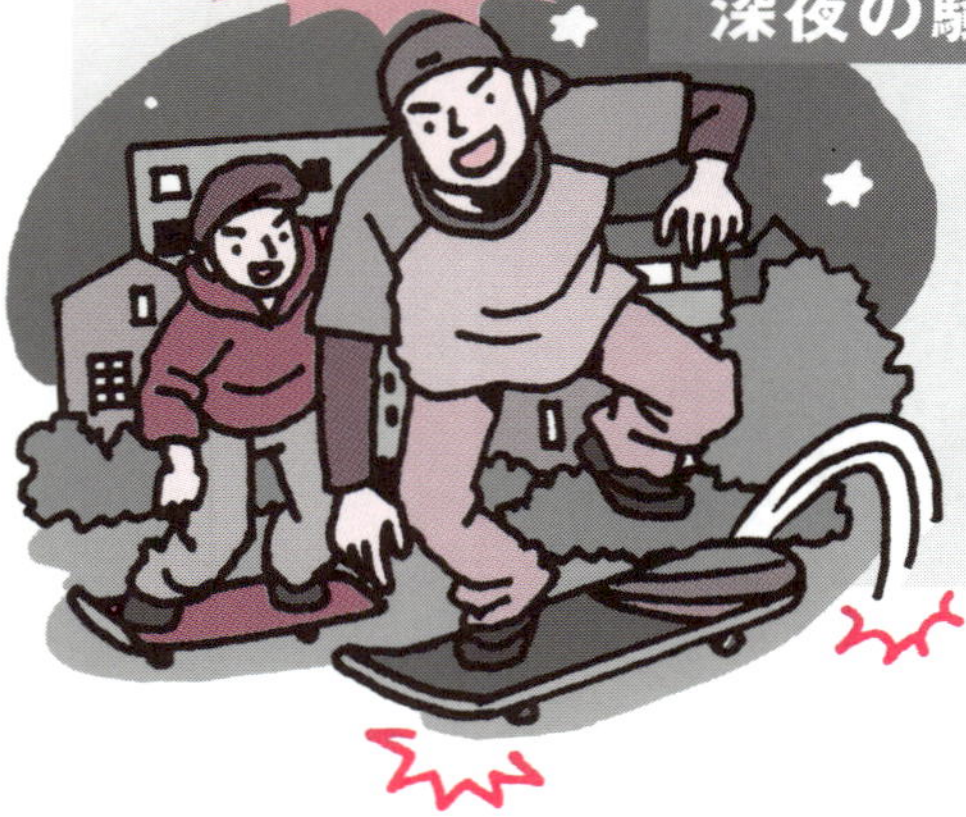

暴力

家族や教師などへの暴言、暴力

家庭内暴力

どこかに投げやりな気持ちがある

　ストレスは抑うつ、不安など気分を変化させ、その影響が行動の変化として現れます。泣く、叫ぶ、ふて寝をするというのも一例ですが、なかには法にふれる行動に及ぶ人もいます。

　環境に適応しようとがんばってはいても、ストレスからくるネガティブな感情に気持ちは沈みます。自分などいてもいなくてもいい人間、未来に希望はないなどと、自己評価が下がっています。

　その感情に向き合わず、こころの底に抱え、無意識のうちに人生を投げてしまっています。迷惑行為、アルコールや薬物依存など自暴自棄的な行動、遅刻や早退、うそをつくなどのモラル低下、家事や仕事を放棄する人もいます。

本人の気持ち

　自分の行動がわるいこととは、わかっています。しかし、ネガティブな感情をコントロールできなくなっています。

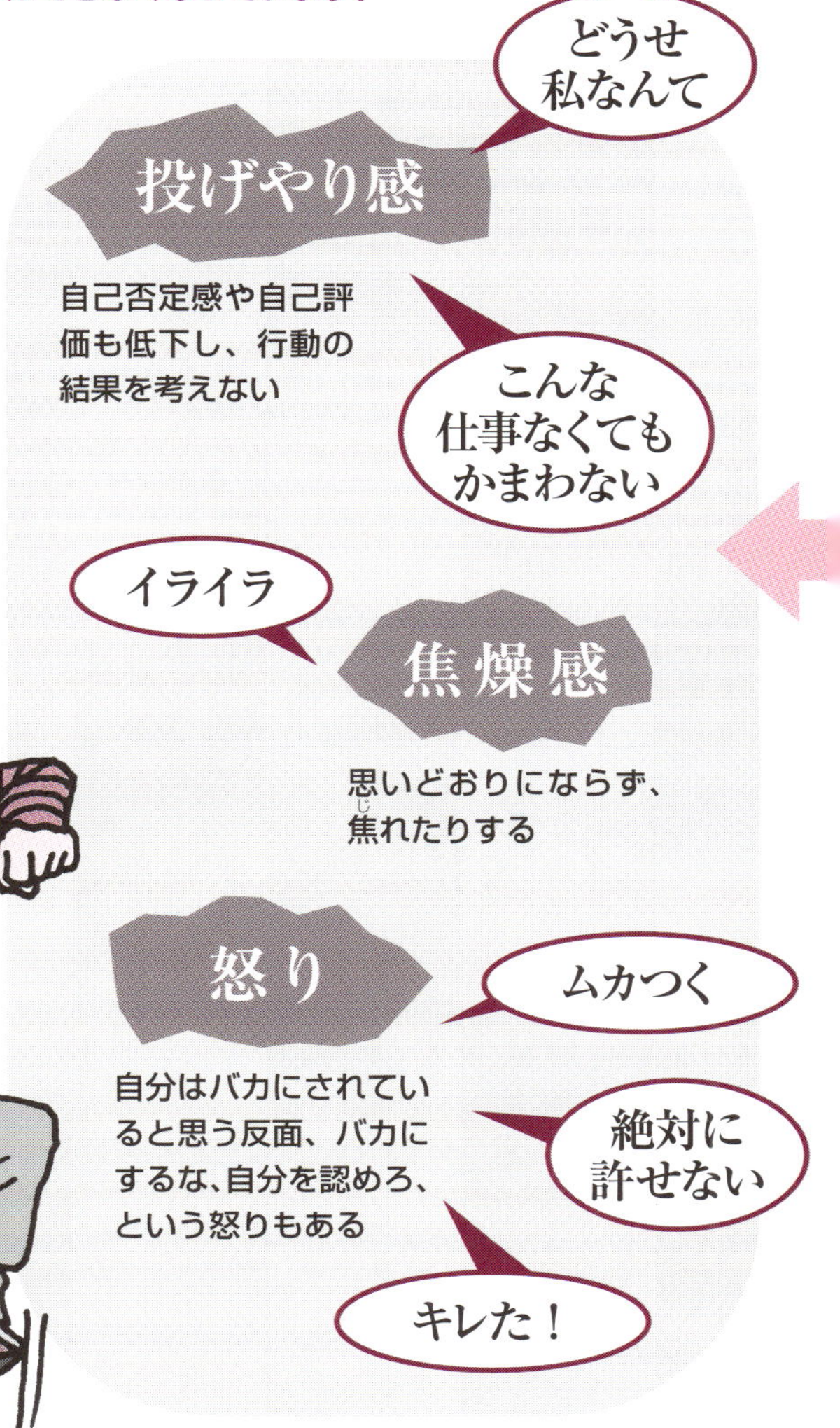
どうせ私なんて
投げやり感
自己否定感や自己評価も低下し、行動の結果を考えない
こんな仕事なくてもかまわない
イライラ
焦燥感
思いどおりにならず、焦《じ》れたりする
怒り
ムカつく
自分はバカにされていると思う反面、バカにするな、自分を認めろ、という怒りもある
絶対に許せない
キレた！

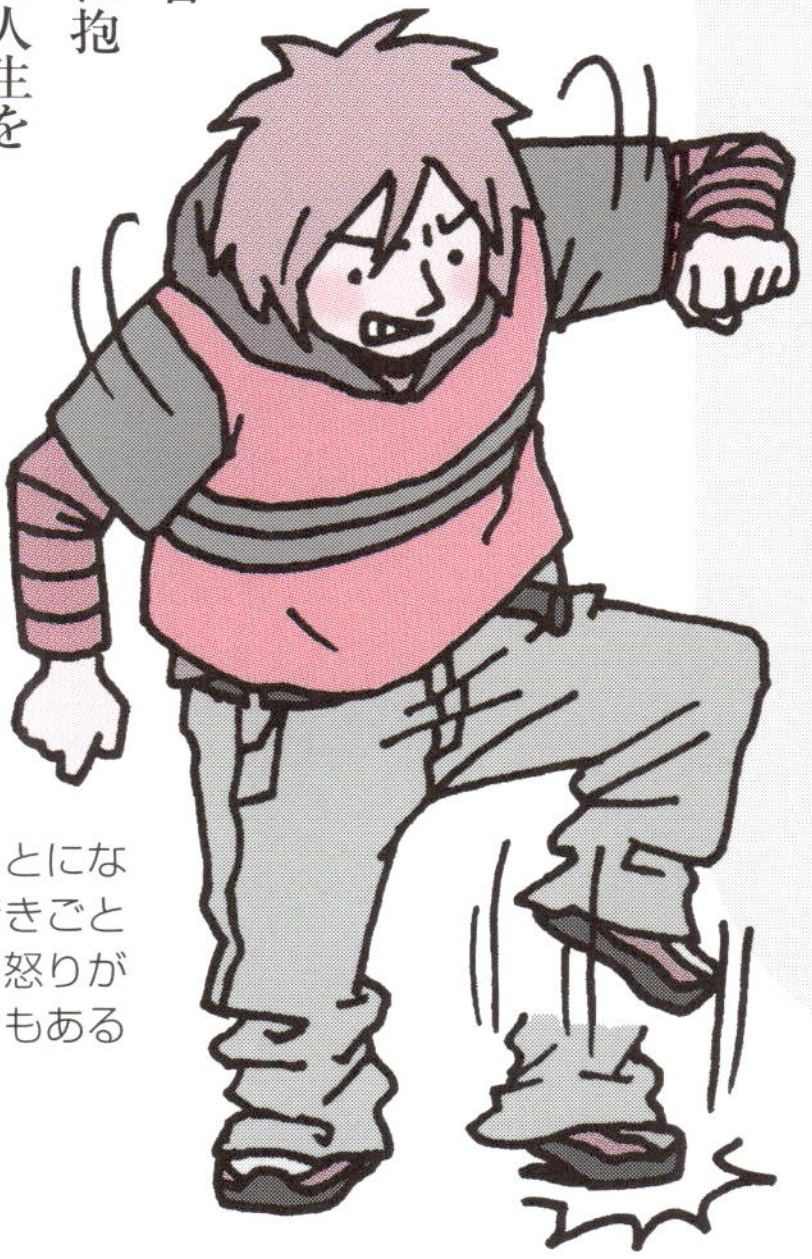

ストレスのもとになったいやなできごとを思い出し、怒りが爆発することもある

依存

薬物やネットに依存するという深刻な問題も

適応障害と診断された人の多くに、アルコールや薬物などへの依存が認められたという報告があります。ストレスからインターネットの世界に逃げ込み、病気になるという例も増えています。

ストレス解消から依存症、犯罪へ

ストレスをまぎらわせるために、あるいは落ち込んだ気分を楽にするために、薬物やアルコール、インターネットの世界に逃げ込むのは、よい解決法ではありません。

覚醒剤や大麻などの薬物は、使用じたいが違法行為です。

アルコールには依存症という問題があります。飲酒時の気分が忘れられなくて、仕事や学業などすべてを放置して酒を飲みます。

近年ではインターネットゲームへの依存も広がっています。

依存症になると、身体的にも社会的にも影響を及ぼし、ひきこもり、犯罪など、より深刻な問題に発展しかねません。

依存症に至るまで

依存症に至る経過をアルコールと薬物で見てみましょう。薬物には、覚醒剤などの違法薬物と、睡眠導入剤などの向精神薬があります。

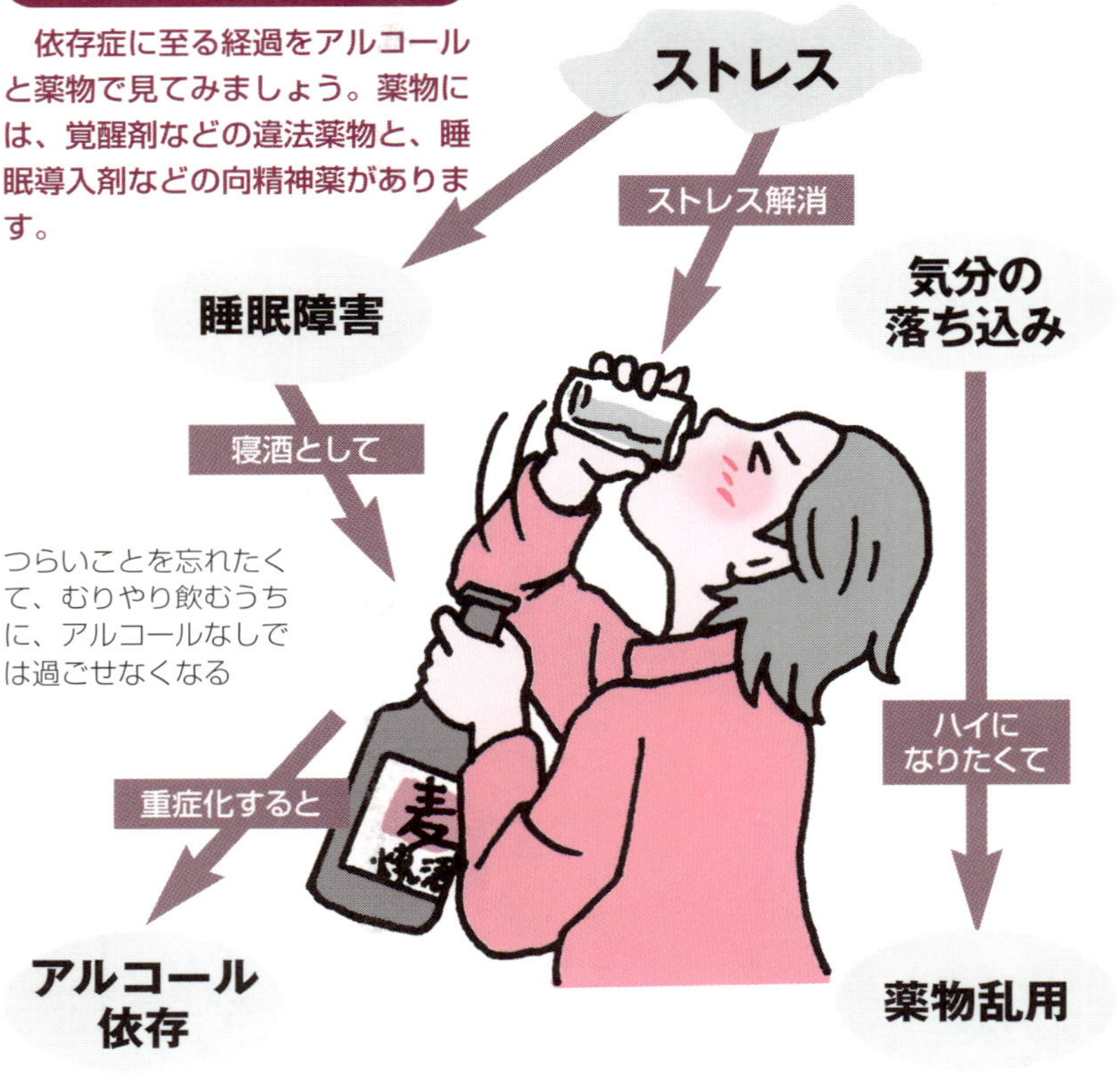
ストレス
ストレス解消
睡眠障害
寝酒として
気分の落ち込み
つらいことを忘れたくて、むりやり飲むうちに、アルコールなしでは過ごせなくなる
ハイになりたくて
重症化すると
アルコール依存
薬物乱用

依存症

適応障害で依存症を併発している人は多く、その場合は入院の必要も出てきます。近年では、インターネットゲーム障害という新たな病気もあります。依存症があると、適応障害の回復が遅くなります。

治療

自分の意思ではやめられないし、本人はなかなか治療を受けようとしない。家族や周囲の人が働きかけて受診を。早期治療が大切

アルコール

飲酒によって起こる問題をまとめてアルコール関連問題といい、なかでもアルコール依存症は重大です。飲む量と時間のコントロールができず、常に一定濃度のアルコールを体に維持しておくため、連続して飲酒する状態になります。家族、自分の健康、社会的な地位など、あらゆる大切なものを失う結果につながります。

患者数

2008年
男性52万人、女性8万人
合計60万人

↓

2013年
男性95万人、女性14万人
合計109万人

女性と定年後の中高年の患者が増えている

(厚生労働省研究班)

向精神薬

精神疾患に使う薬のなかには、気分を安定させたり、うつを軽減させる作用をもつものがあります。ハイな気分になりたくて、必要以上に飲んだり、薬物治療の必要がないのに飲んでしまいます。

違法薬物

覚醒剤、麻薬（コカイン、アヘン、ヘロイン、LSD、MDMA など）は所持するだけで違法、1 回使っても乱用になります。依存しやすく治療は困難で、一度異常になった神経は半永久的に戻りません。専門の治療が必要です。近年は、危険ドラッグの吸引という問題も起きています。

インターネットゲーム

ネットゲームに夢中になり、やりつづけて自分をコントロールできません。ゲームのほか、ブログ、動画、SNS に依存する人もいます。とくに青少年に多く、学業、健康など日常生活全般に支障を来します。

詳しく知りたい方は講談社健康ライブラリーイラスト版『ネット依存・ゲーム依存がよくわかる本』『新版 アルコール依存症から抜け出す本』（ともに樋口進監修）をご覧ください。

身体愁訴

肩こり、不眠……体の不調もある

ストレスはこころの症状だけでなく体の症状も引き起こします。体調不良があると、ますます出社や登校が困難になり、そのことで、適応障害が進むという悪循環に陥ってしまいます。

抑うつや不安は睡眠障害を招きやすい

適応障害では、精神的な症状だけでなく、身体的な症状も現れます。吐き気、息苦しさ、頭痛、肩こりなど、人によってさまざまな不調を訴えます。

もっとも多い訴えは睡眠障害です。虚脱感があってだるいのに神経が高ぶって眠れない、イライラして眠れないなど、不安や抑うつが睡眠障害の背景にあります。

こうした身体的な不調は、もとのストレスを解決しないと、ずっと続くことになります。

体の症状

ストレスが体調不良として現れます。体の症状がストレスと関連していることに気づかない場合も少なくありません。

ストレス

適応障害の身体愁訴

体に器質的な異状はない。たとえば吐き気があっても、実際に胃の潰瘍はない

心身症

円形脱毛症や胃潰瘍《いかいよう》など、体に器質的な異状がある（正式な病名ではない）

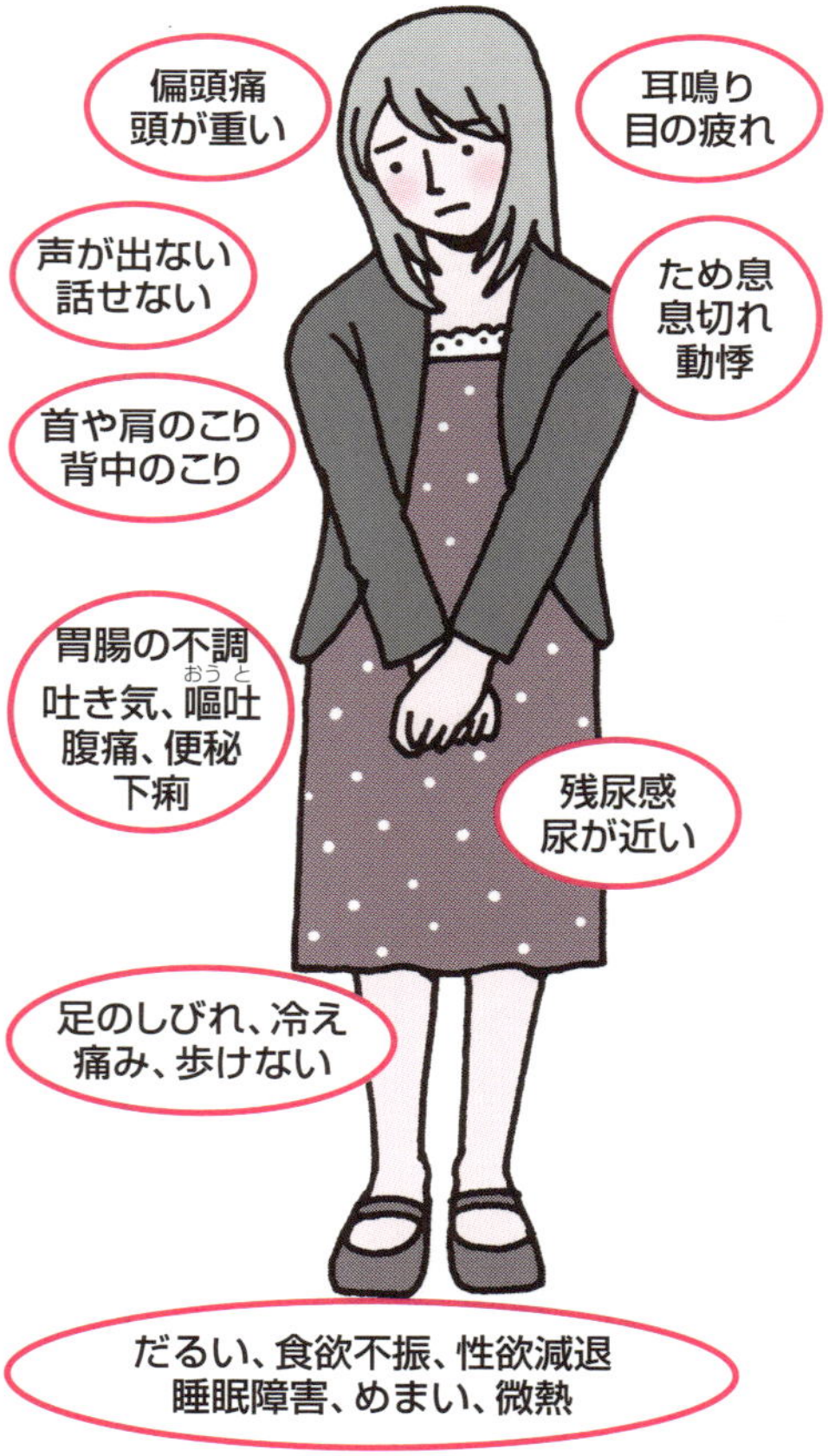
偏頭痛
頭が重い
耳鳴り
目の疲れ
声が出ない
話せない
ため息
息切れ
動悸
首や肩のこり
背中のこり
胃腸の不調
吐き気、嘔吐《おうと》
腹痛、便秘
下痢
残尿感
尿が近い
足のしびれ、冷え
痛み、歩けない
だるい、食欲不振、性欲減退
睡眠障害、めまい、微熱

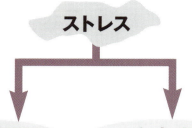

睡眠障害

不眠など、眠りのリズムが乱れるのは、人間の体内リズムが乱れることと大きくかかわっています。

体内リズムの乱れ

人間は自然のリズムに合った「体内時計」をもっている。体内時計の周期は24時間以上。リセットする刺激は、食事、運動、仕事などいくつかあるが、もっとも重要なのが光

夜型が進む

暗くなってから光を浴びると、体内時計がズレてしまう。夜遅くまでパソコンやテレビの画面を見たり、明るすぎる照明に注意。夜型生活の原因になる

睡眠のリズムが乱れる

睡眠時間は人によって違う。一般的には6～7時間。年齢に伴って短めになっていく。しかし、体内リズムが乱れると、眠りのリズムに影響が及ぶ。睡眠障害には主に以下の4タイプがある

早朝覚醒

早朝に目が覚めて、以後眠れない。うつ病ではこのタイプが多い

過眠

いくら寝ても足りない。非定型うつ病で多いタイプ

過覚醒

ショックな体験で神経過敏になり眠りつけない。PTSDなど

昼夜逆転

リズムが乱れて昼と夜が逆になる。仕事や学校に行けない原因の一つ

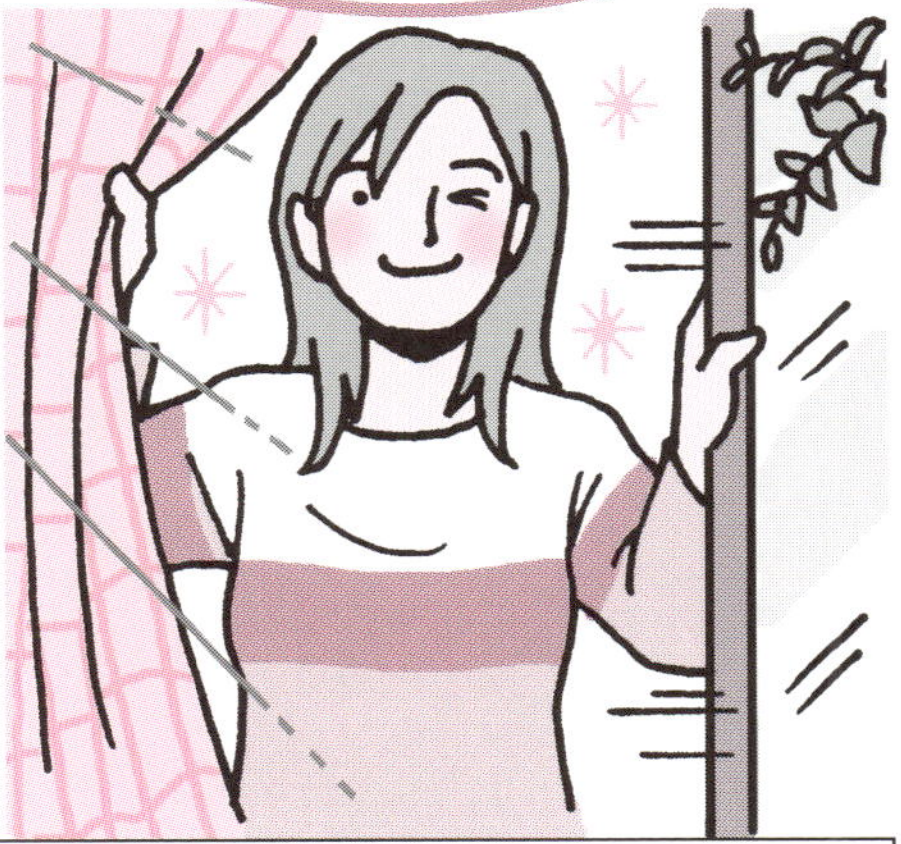

朝日を浴びることで体内時計がリセットされる

不眠じたいがストレスに

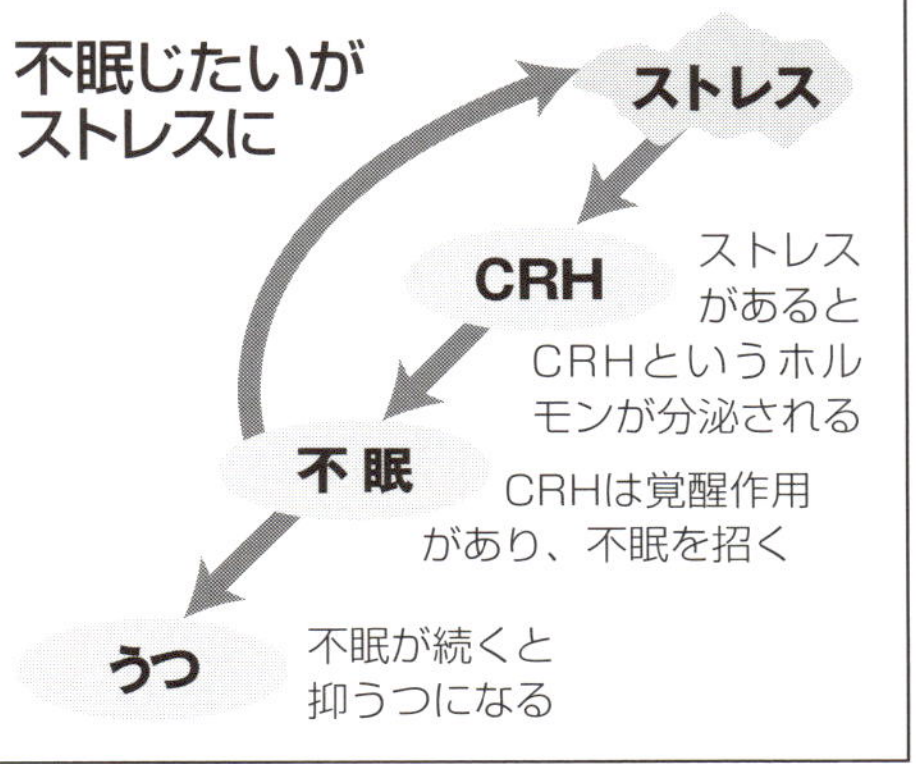
ストレス
CRH
不眠
うつ
ストレスがあるとCRHというホルモンが分泌される
CRHは覚醒作用があり、不眠を招く
不眠が続くと抑うつになる

COLUMN

表面上は変わらないので、誤解も生まれやすい

単なる怠け者に見えてしまう

適応障害の初期には、はっきり病気だとわからず、本人の意欲がなくなったように見えます。職場では欠勤や遅刻、理由のよくわからない早退が増え、仕事の能率が低下し、ミスも頻発。机にほおづえをついたままボーッとするなど、やる気も見られません。

ところが会社帰りに立ち寄った居酒屋では酒量が増えていたりします。酒を飲みながらする話は愚痴ばかり。これでは、ますます周囲の印象はわるくなるでしょう。

本当はまじめな人が多い

コツコツ努力するまじめな人が、がんばりすぎてうつ病を発症する傾向があります。適応障害も、同じような性格傾向の人が発症することが少なくありません。

本人はストレスに気づかず、仕事が手につかないのは努力が足りないからと思い込んでいます。周囲の人が、「怠けるな」などと叱責するのは逆効果です。本人は自分が否定されたような気になり、ますます環境に適応できなくなるのです。

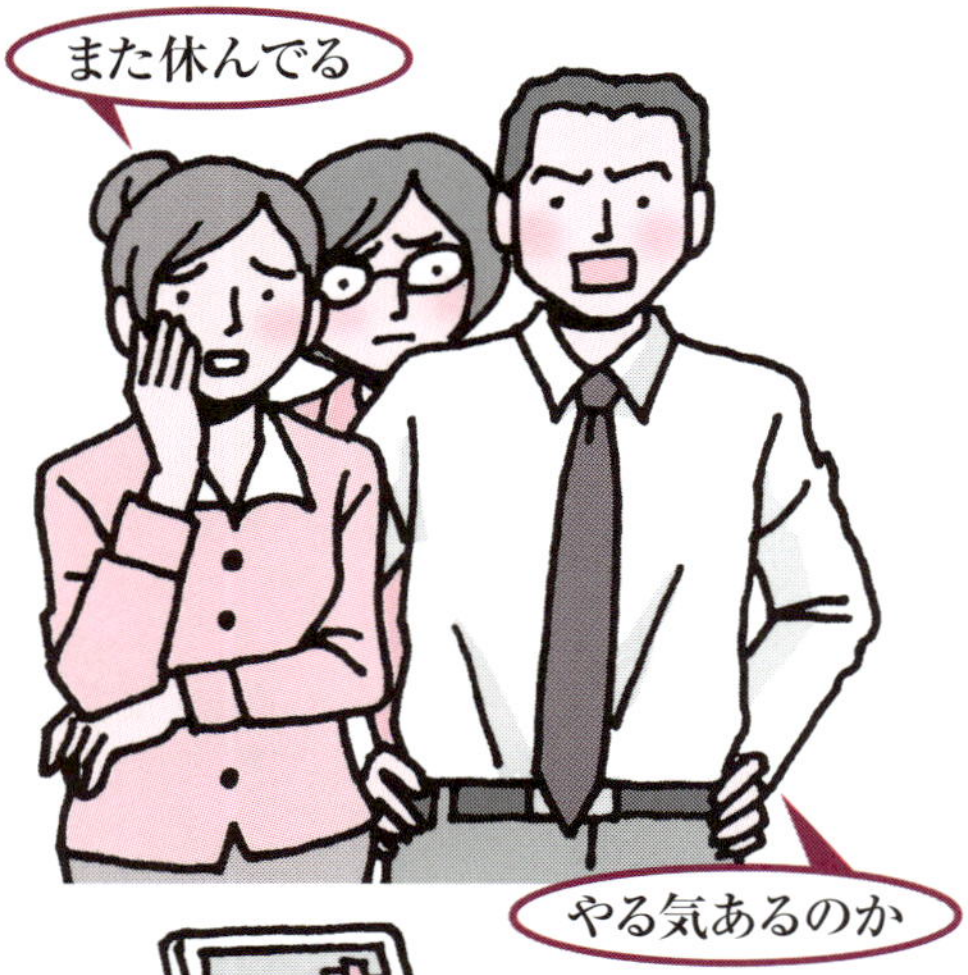

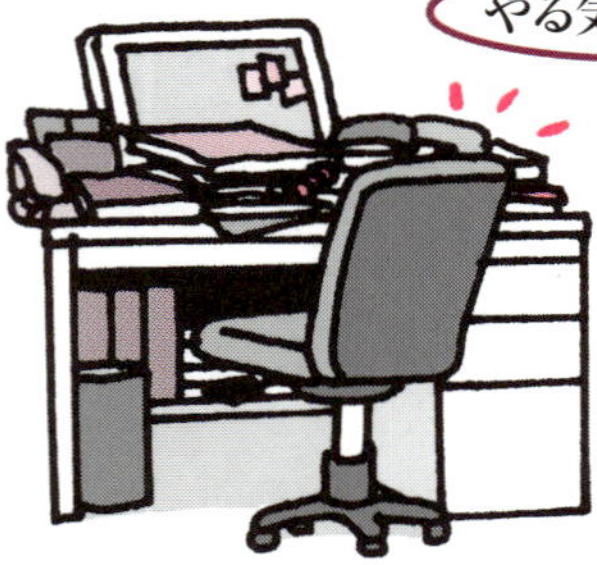

仕事がたまったまま欠勤ばかり。これでは、責任ある仕事を任せられなくなる。出社してもやることがないと、いづらくなり、適応障害を進ませることに

3

原因はストレスと本人の資質による

発症の原因はストレスです。
けれど、身のまわりにストレスはいっぱい。現代はストレス社会です。
同じようなストレスに遭遇しても、適応障害を起こす人と
起こさない人がいるのは、なぜでしょう。そこには、ストレスと折り合う力——
ストレス耐性の強弱が大きくかかわっているのです。

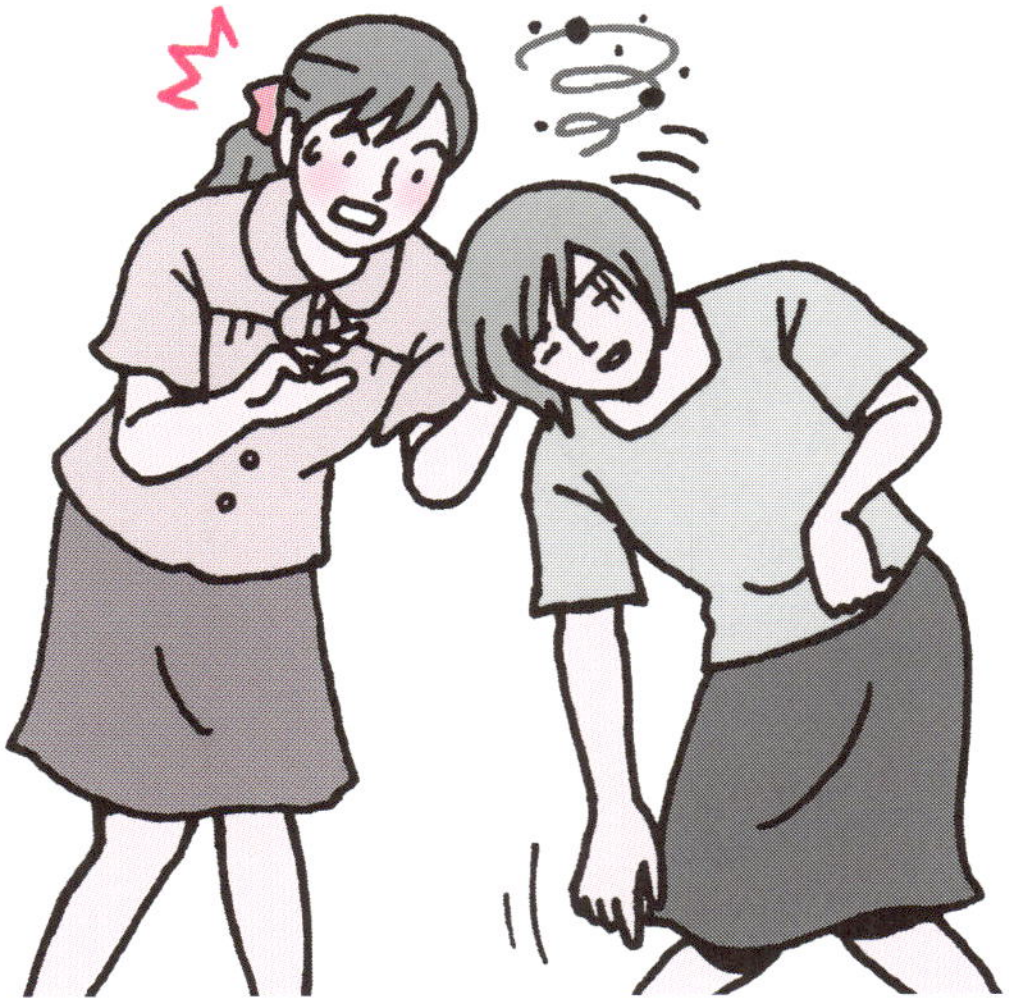

Eさんのケース

社会人になったら、なぜかコミュニケーションがうまくいかない

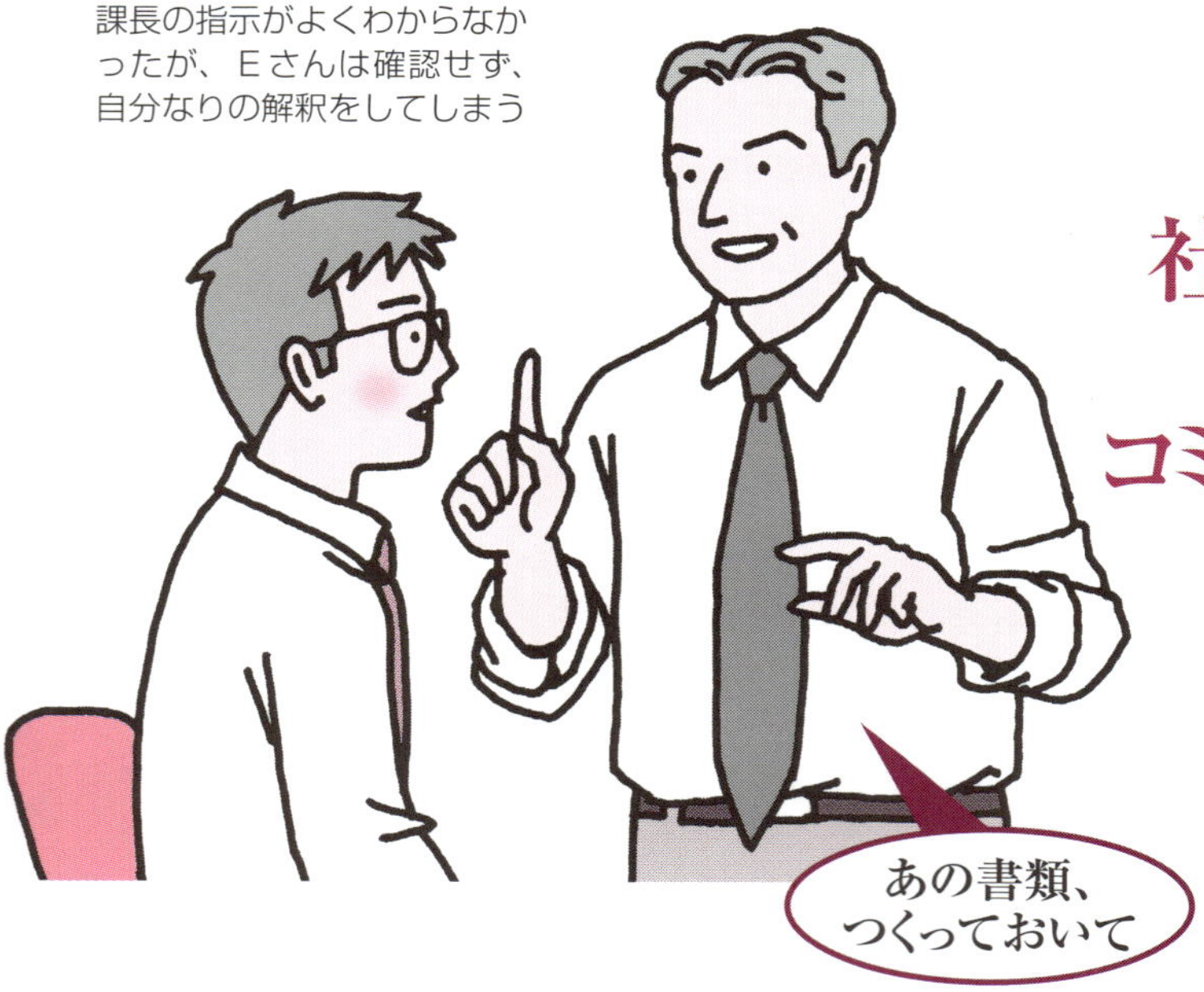

課長の指示がよくわからなかったが、Eさんは確認せず、自分なりの解釈をしてしまう

1 Eさんは23歳。今年の4月から社会人になりました。はりきって働きはじめましたが、最近は失敗続き。課長の指示どおりにやっているつもりなのですが、「違う」と怒られることが多いのです。

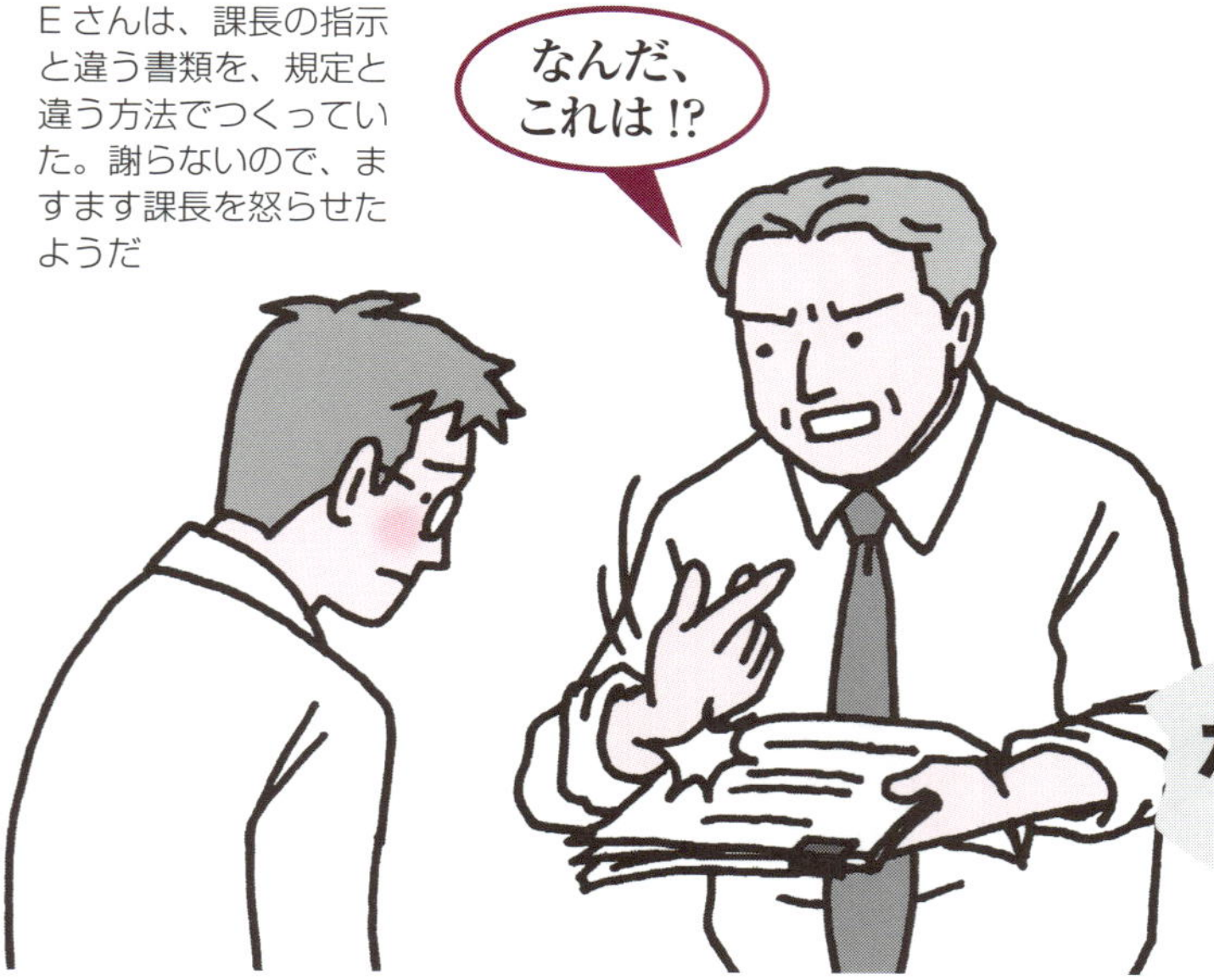

Eさんは、課長の指示と違う書類を、規定と違う方法でつくっていた。謝らないので、ますます課長を怒らせたようだ

2 今日も怒られました。書類を持っていったら、違うというのです。課長が言ったのは、どの書類のことだったのでしょうか。自分では良いと思ってつくったのに、つくり方も違うと怒っています。

たびたびの叱責

STRESS

3 ひとりになると落ち込みます。学生時代には、友だちから「KYだ」「天然だ」などと言われていましたが、なんとかつきあっていたと思います。勉強もできるほうでした。

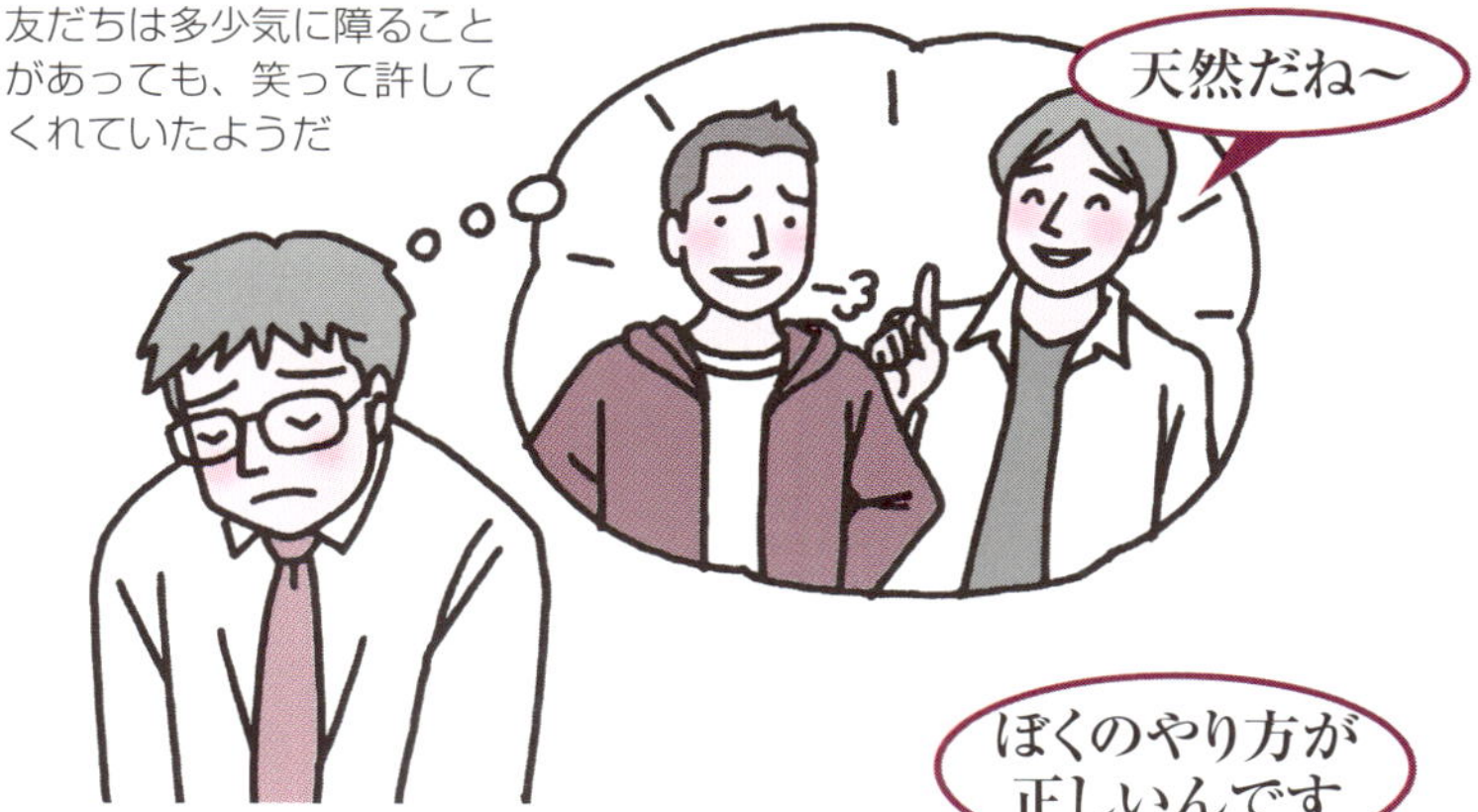
友だちは多少気に障ることがあっても、笑って許してくれていたようだ
天然だね〜

4 こんなにうまくいかないのは、課長のせいではないかと思ったEさん。自分の正当性を認めてもらう必要がある、課長のほうこそ反省が必要だと、訴えることにしたのです。

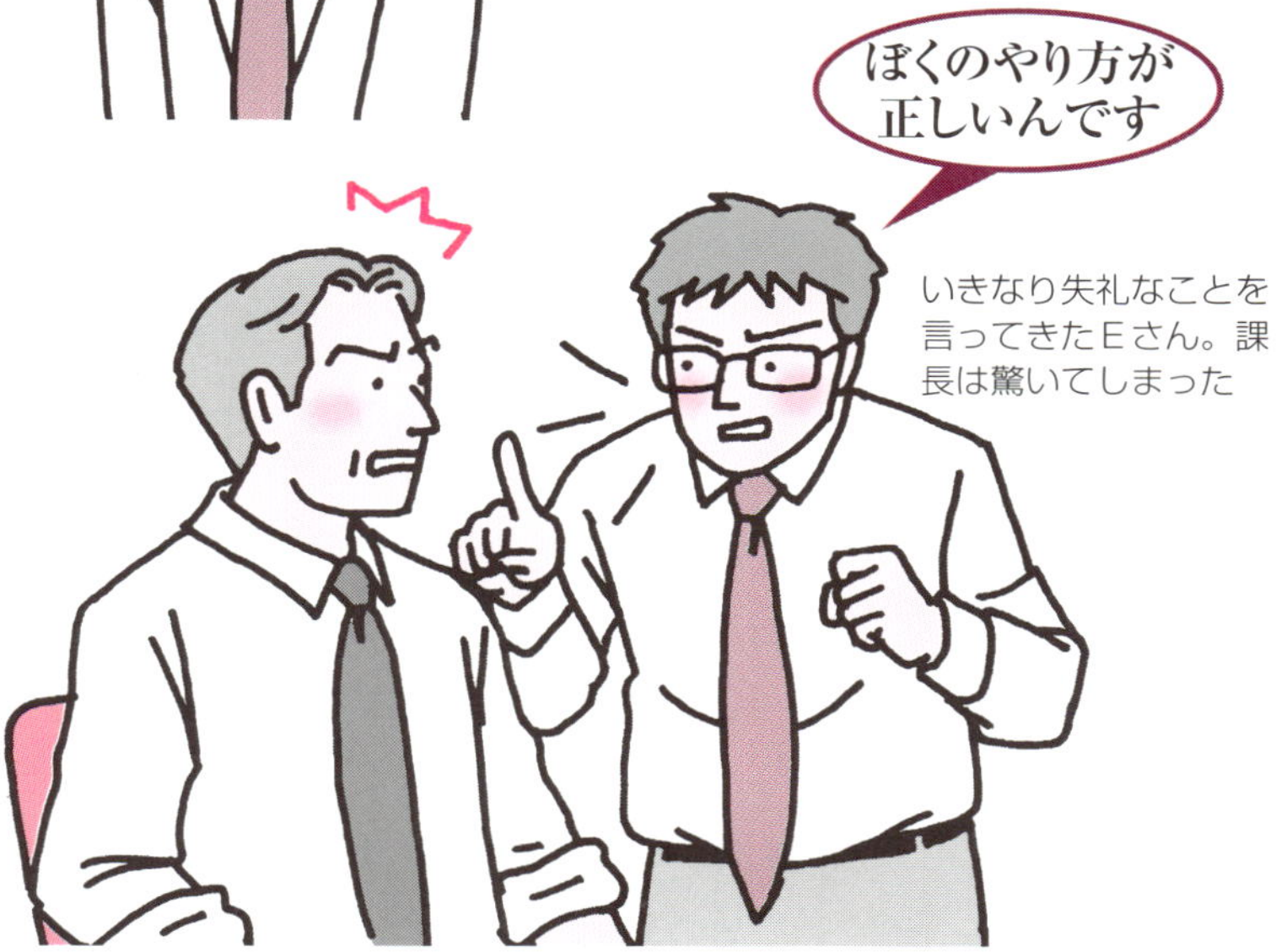
ぼくのやり方が正しいんです
いきなり失礼なことを言ってきたEさん。課長は驚いてしまった

5 かえって課長を怒らせ、事態は悪化。しかも職場の同僚や先輩からもあきれられ、孤立してしまったEさん。会社に行くのがつらくなり、辞めようかと考えています。

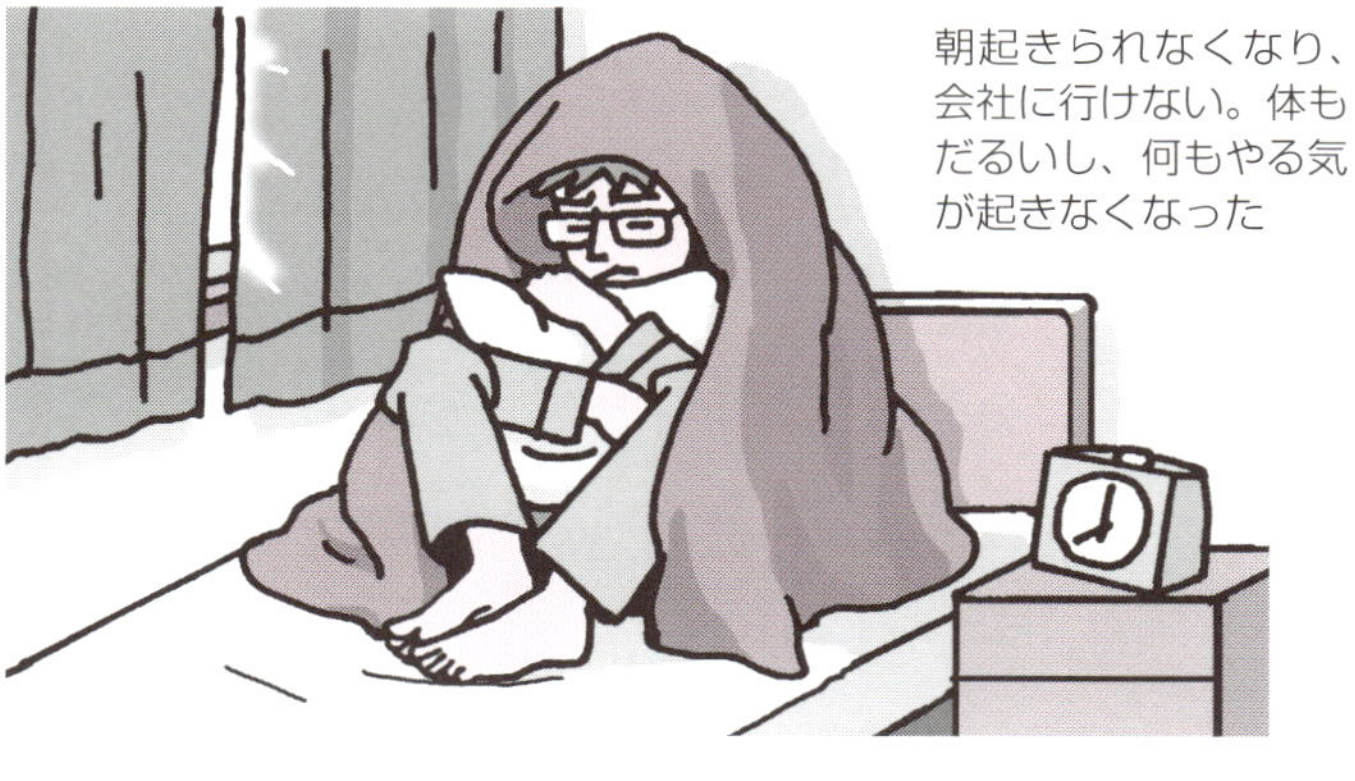
朝起きられなくなり、会社に行けない。体もだるいし、何もやる気が起きなくなった

Fさんのケース

妻が亡くなり、酒浸りの日々。時とともに回復のきざしが

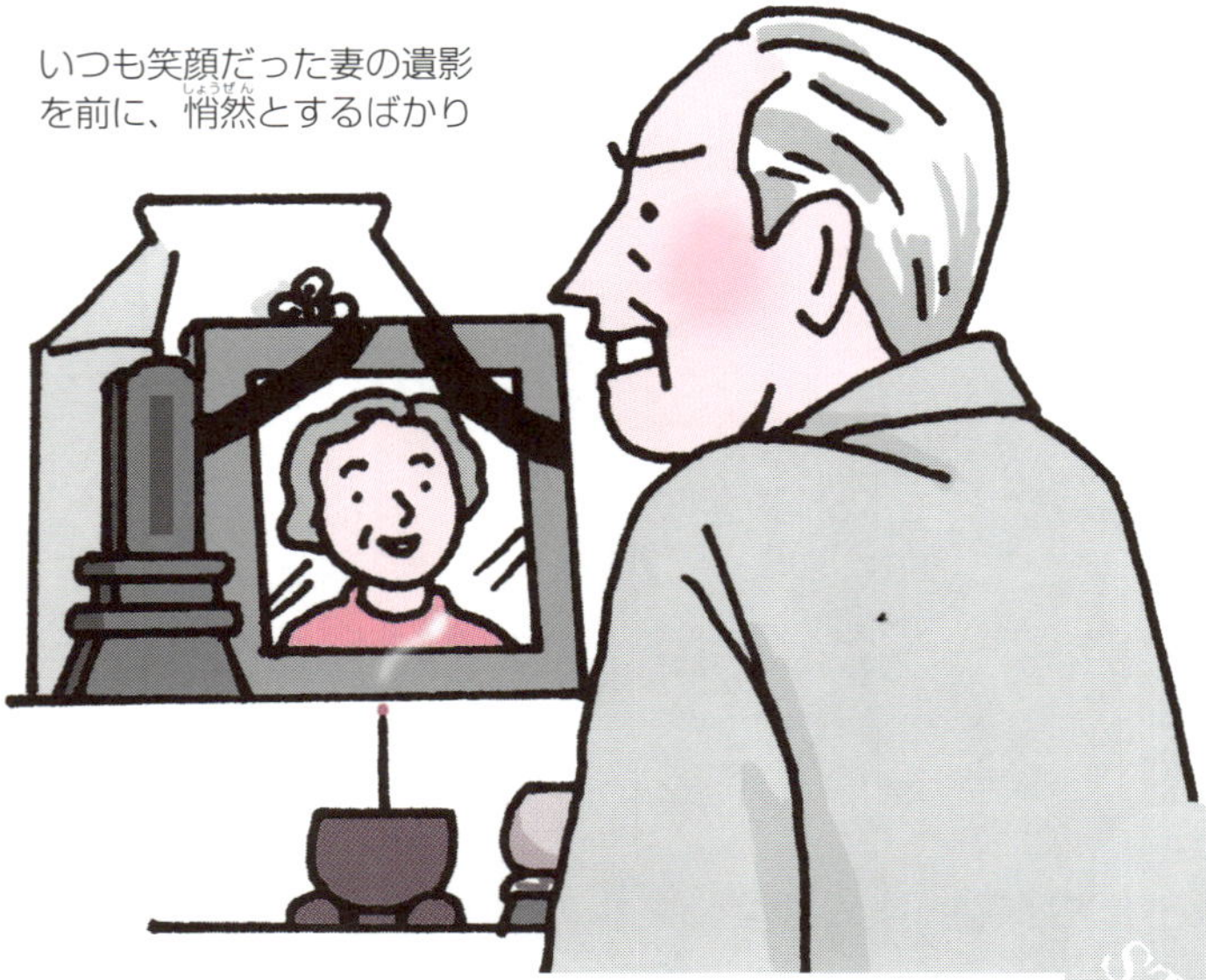

いつも笑顔だった妻の遺影を前に、悄然《しょうぜん》とするばかり

妻の死

STRESS

ガンがわかってから１年もたっていなかった

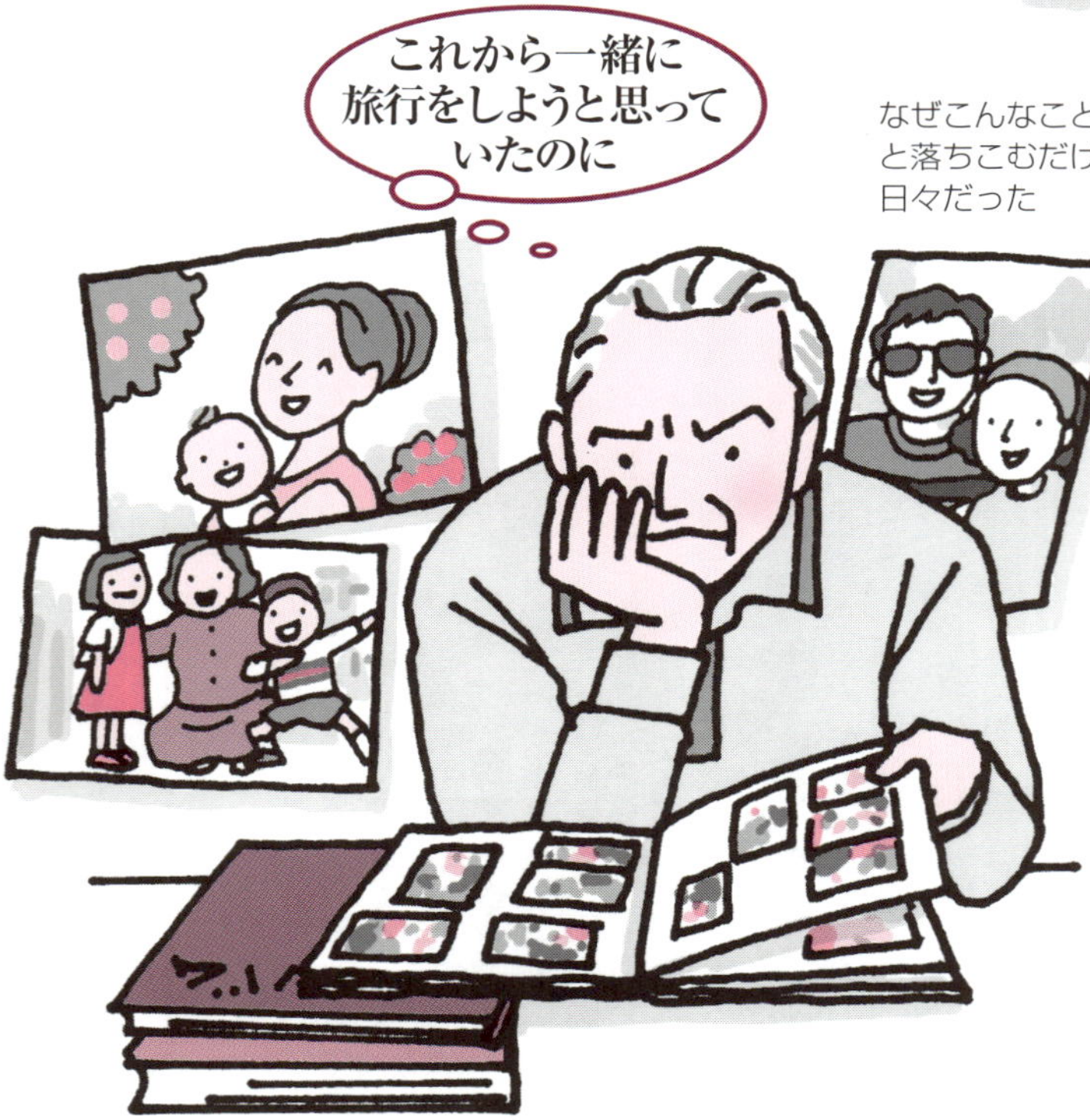

これから一緒に旅行をしようと思っていたのに

なぜこんなことにと落ちこむだけの日々だった

1　Ｆさんは66歳。長年勤めた会社を定年で退社した後、しばらく嘱託で残りましたが、それも終わり。と思った矢先、妻が急死してしまったのです。葬儀をすませたものの、遺影を見つめ、なにも手につきません。

2　アルバムを見ても後悔するのは、妻とのツーショットが若いときしかないこと。仕事一筋で、妻に苦労ばかりかけてきました。夜も眠れず、生きていてもしかたがないとさえ思いました。

3 食欲もなく、ついお酒に手がのびます。酔うことでつらさをふりきろうとしました。ウィスキー、日本酒、ワイン。お酒ならなんでもいいと、酒浸りの日々に胃は荒れ、体重は激減。

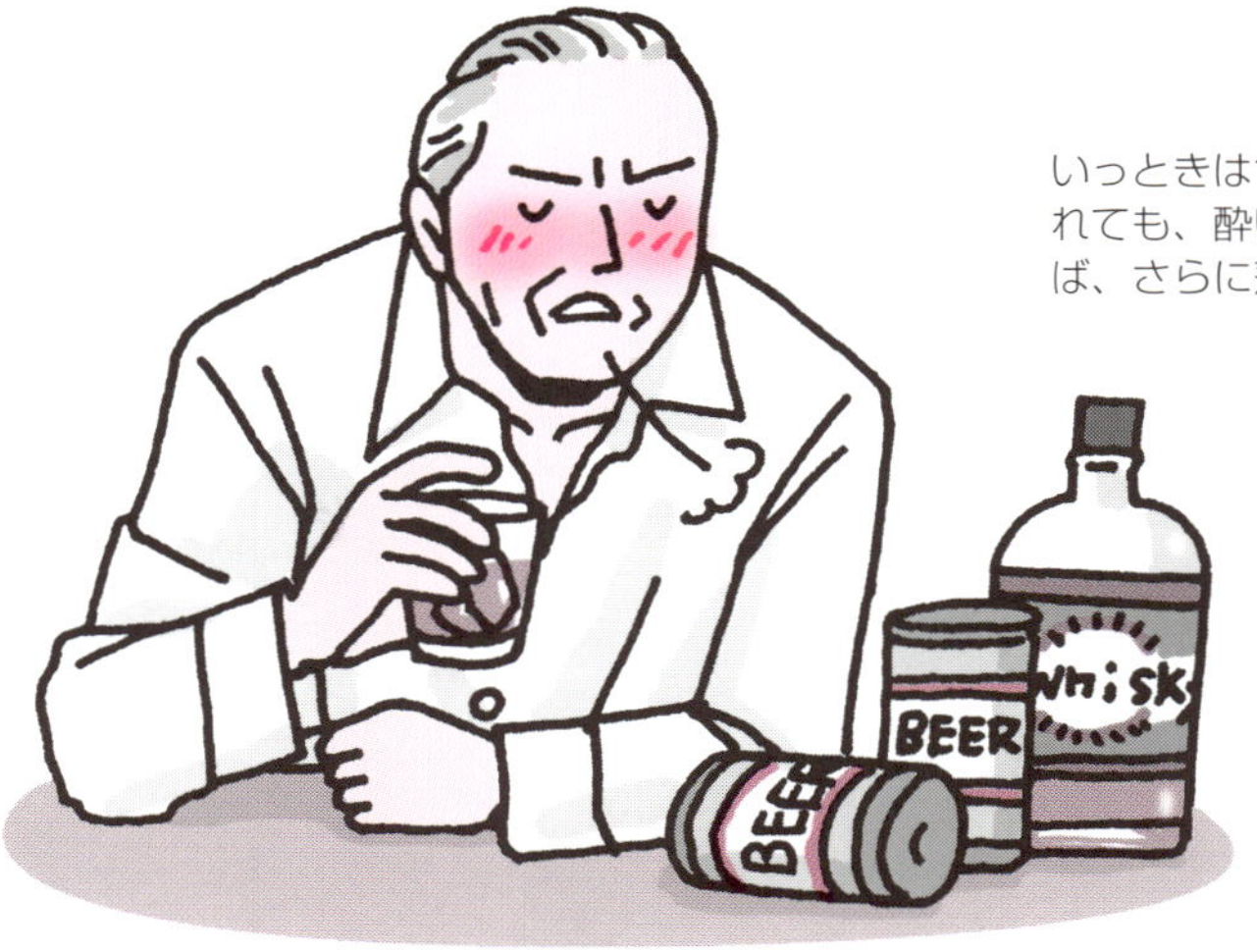
BEER
BEER

いっときはつらさを忘れても、酔いがさめれば、さらに落ち込む

4 3ヵ月たったころ、ふと目にした本を読みました。ガン患者の家族の人が書いた本です。自分だけの悲しみではなく、同じような経験をしている人がいるのだと気づきました。

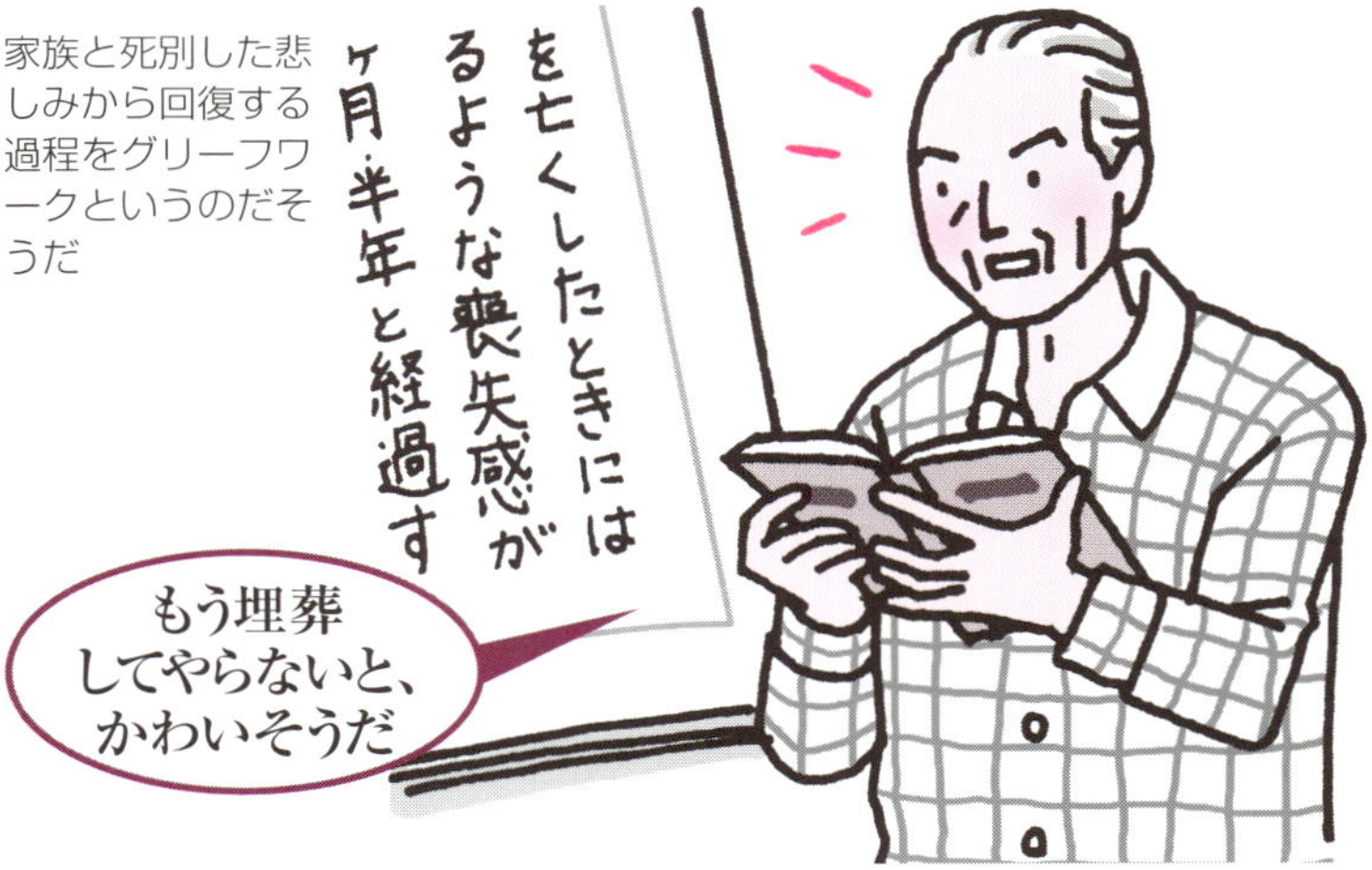
を亡くしたときには
るような喪失感が
ヶ月・半年と経過す
もう埋葬してやらないと、かわいそうだ

家族と死別した悲しみから回復する過程をグリーフワークというのだそうだ

5 その後、妻のお墓を決め、お経をあげてもらったあと、納骨することができました。季節の花を手向《たむ》け、ようやく落ち着いたように感じました。

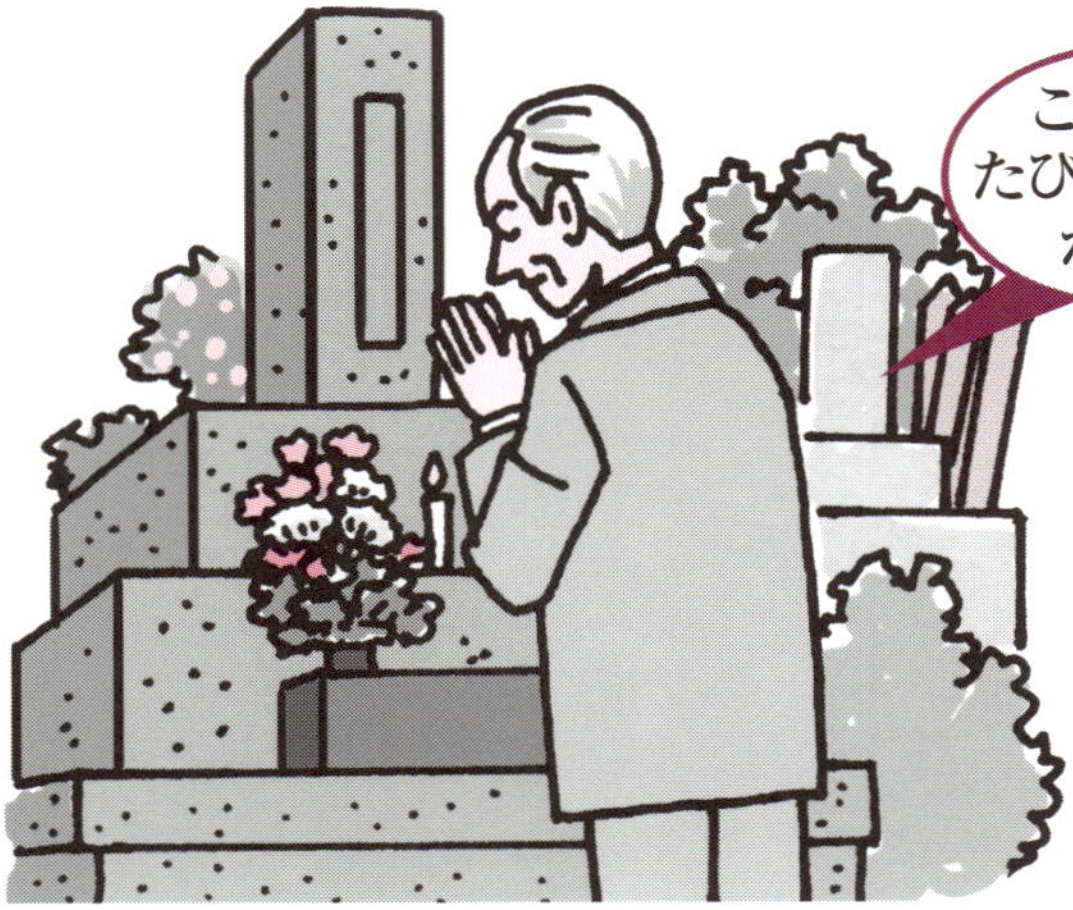
これからたびたび来るからね

遺骨を家に置いておいてすまなかったと、妻にわびた

原因

きっかけとなったストレスがある

日常生活で大きなストレスとなるできごとが起こると、心身にさまざまな反応が出るのがふつうです。それが「反応」ではなく「症状」にまで至ったのが適応障害です。

ストレスの現れ方

ストレスの影響は心身に現れ、その症状を打ち消そうとして、なんらかの行動に出ます。「なんとなくムシャクシャするから」と、ストレスを認識していない行動もあります。

ストレッサー

ストレスのもと。厳密には「ストレス」という言葉とは別だが、一般的にはストレッサーの意味も含めてストレスという

気づくことが大切

適応障害では、ストレスに気づくことが治療の第一歩

ストレス

体に出る

ストレスがかかったときに、動悸、息切れ、ふるえなどの身体反応が現れる。ストレスが長びくと、こうした症状が続いたり、肩こりや不眠などの慢性的な症状が現れたりする

こころに出る

ストレスがかかった初期には、緊張、焦り、怒り、混乱などの急性のショック症状として感じる。やがて慢性的な不安や抑うつ、落ち込みなどが続き、適応障害に結び付くこともある

行動に出る

体やこころに現れた症状を打ち消したり否定したりするための行動を起こす。泣く、抗議する、八つ当たりなどのほか、スポーツ、おしゃべり、飲酒、買い物のようなストレス解消の行動も

驚いたり困ったりしたときには、心臓がドキドキして心拍数が上がる

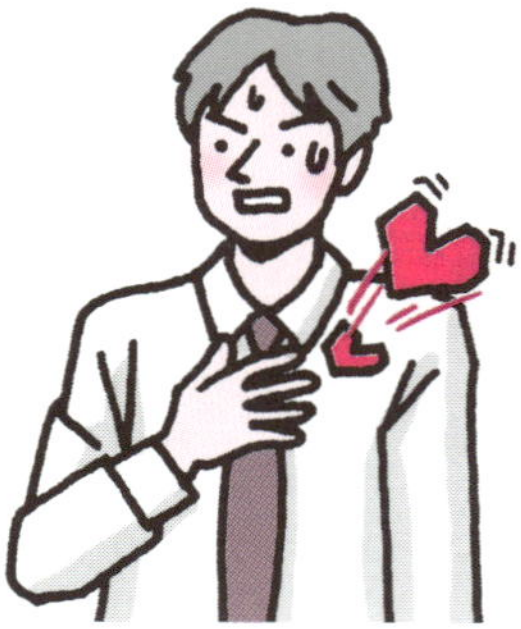

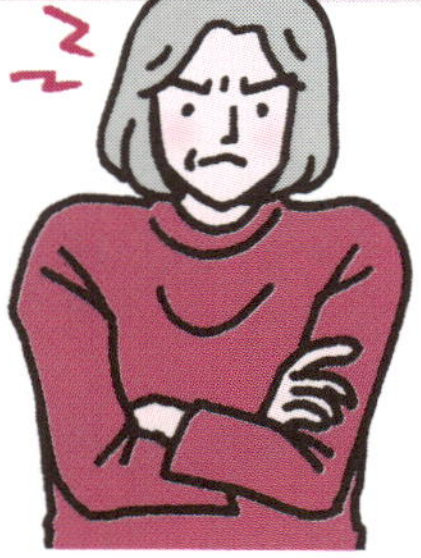

むらむらと怒りがこみあげる

酒を飲んでのストレス解消はほどほどにしないと、依存症にも

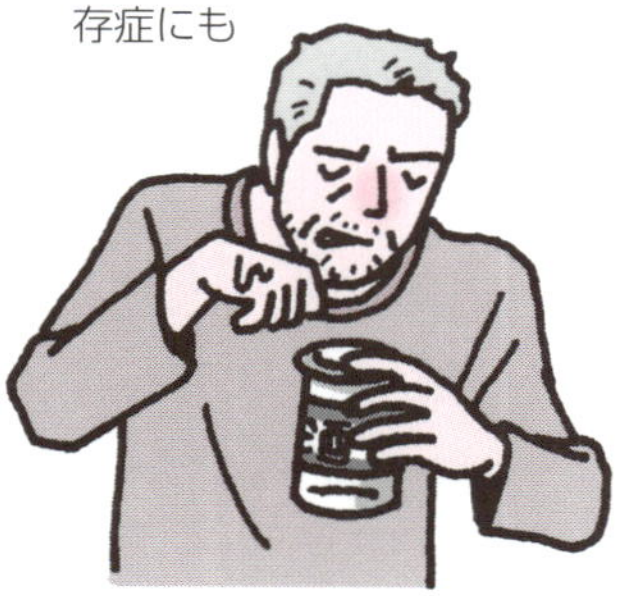

適応障害の原因はストレス

ストレスは誰にでもあるもので、生きていくうえで必要なものといってもいいでしょう。ストレスなどはないという人でも、じつは気づいていないだけなのです。

ストレスがあっても、なんとなく解消されていたり、自力で乗り越えていったり、感じ方も対処のしかたも人それぞれです。なかにはストレスによって心身に影響が及び、不調になってしまう人もいます。こころに影響が及び、支障を来した病気が適応障害です。

適応障害は、発症の原因となったストレスがはっきりしていることが特徴です。ほとんどはストレスから三ヵ月以内に発症します。

脳の働きに影響する

ストレスが心身に影響を及ぼすのは、脳の働きに影響するからです。うつ病やPTSDなど精神疾患のいくつかでは、脳の一部の体積が減少する例が報告されています。

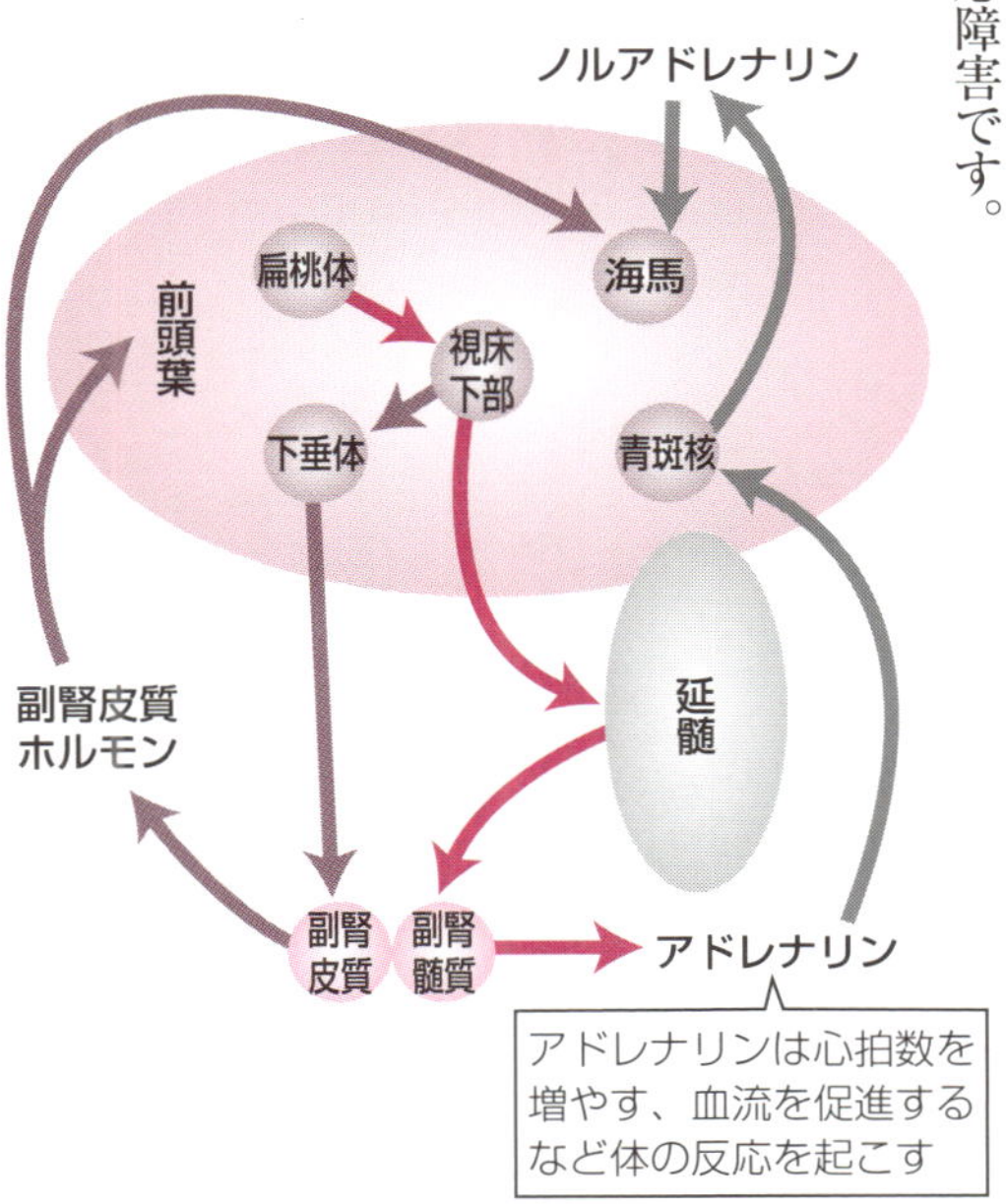
ノルアドレナリン
前頭葉
扁桃体
海馬
視床下部
下垂体
青斑核
延髄
副腎皮質ホルモン
副腎皮質
副腎髄質
アドレナリン
アドレナリンは心拍数を増やす、血流を促進するなど体の反応を起こす

ストレスによって脳内の扁桃体《へんとうたい》が活性化。視床下部《ししょうかぶ》、延髄《えんずい》をへて交感神経が緊張。副腎髄質《ふくじんずいしつ》を刺激してアドレナリンが分泌される

アドレナリンは青斑核《せいはんかく》を活性化させ、ノルアドレナリンを放出させる。ノルアドレナリンは海馬《かいば》に影響する

視床下部、下垂体《かすいたい》、副腎皮質《ふくじんひしつ》が活性化し、副腎皮質ホルモンが分泌される。これはストレス対応のホルモンで、海馬や前頭葉の機能を抑制する働きがある

トラウマの概念が変わった

授業中に答えを間違えて皆に笑われたり、職場で上司にひどく叱責されたりして、そのときの状況や思いが心に刻まれてしまうことがあります。こうした、こころを傷つけられるような体験の程度でも、一般的には「トラウマ」というようになってきました。

本来、トラウマとは、PTSD（→P64）を発症するほどの大きなストレスをいいます。人生においてそれほど経験することではないはずですが、「ストレス」と同じ意味で使われているようです。トラウマの概念が変わってきたのでしょう。

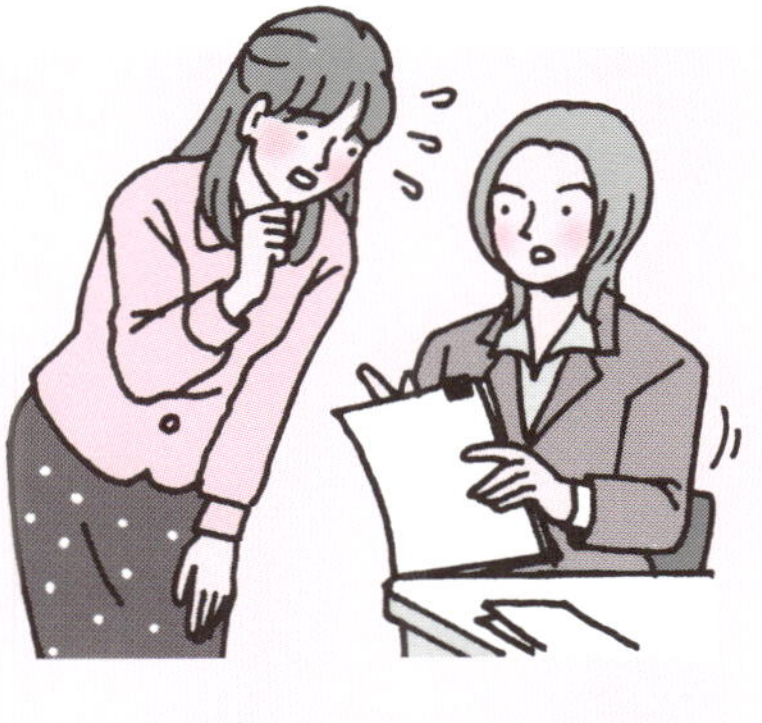

ミスを注意されたことがトラウマに？

ストレス①

身のまわりにストレスはいっぱい

ストレスになることは重大事件ばかりではありません。毎朝の通勤電車、夏の暑さ、冬の寒さ、街の騒音などもストレスです。誰もがストレスとともに生活しているのです。

ストレスの内容

労働者に何にストレスを感じているか調査したところ、もっとも多いのは人間関係。ただ、男女でその比率は少し異なります。

2012年、厚生労働省「労働者健康状況調査」

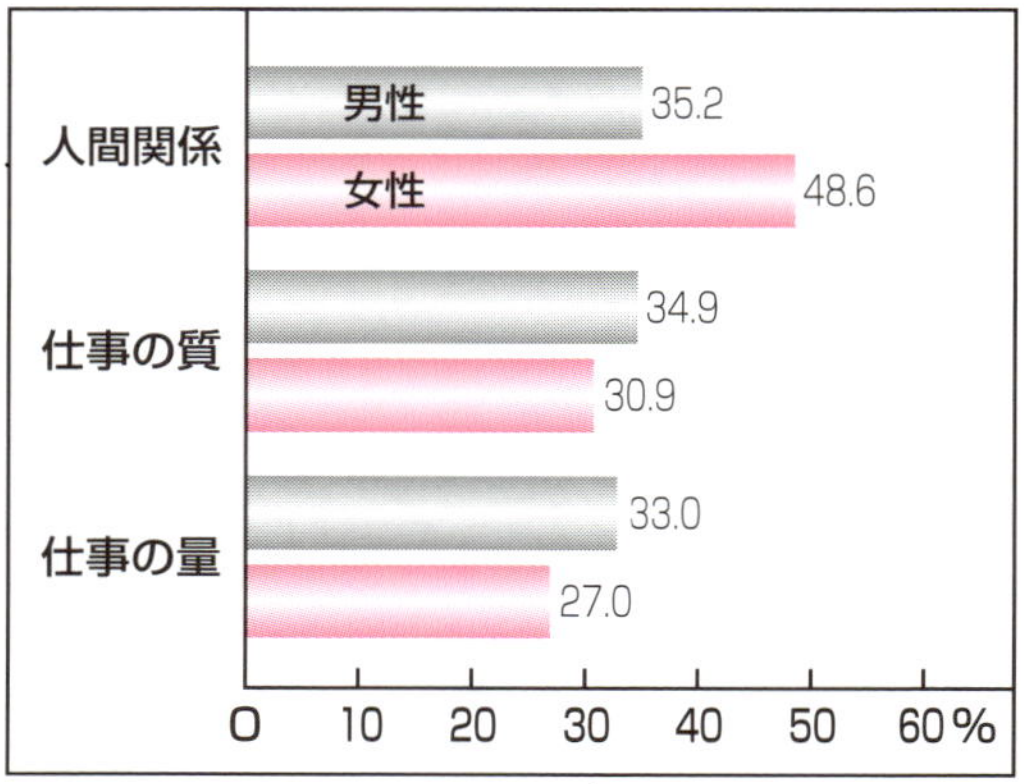

このほかには

- 会社の将来性、昇進・昇給の問題、定年後の仕事、老後の問題など
- 「ストレスがある」と答えた人は60.9％で、30代がもっとも多かった

自己実現のストレス

アメリカの心理学者マズローによると、人間の欲求は5段階。欲求が満たされないことがストレスになるとしている

①生理的欲求
②安全の欲求
③愛と所属の欲求
④承認の欲求
⑤自己実現の欲求

現代人のストレスは④⑤が多い。自分の能力を発揮し認めてもらいたいと願う

あらゆることがストレスになりうる

つらいできごとや、わるい変化だけがストレスになるわけではありません。昇進、結婚など、よいできごともストレスになります。ストレスの受け取り方でプラスにもマイナスにもなるのです。

プラスに受け取れれば、日々の生活の推進力となります。今日もがんばろう、と気力をふるい起こさせます。逆境に耐え、人間的に大きくなることもあります。

また、少量のスパイスが料理をおいしくするように、適度なストレスはプラスになります。しかし、スパイスが多すぎれば、食べられません。

ストレスも程度が過ぎれば、大きな負担になるのです。

ストレスの種類と例

精神疾患に影響することのあるストレスは多岐にわたります。日常の至るところにストレスが満ちています。

対人関係の問題

■親子、配偶者、きょうだい
- 病気
- 介護
- 精神障害
- 別居
- 離婚
- 不倫
- 不仲で家庭崩壊
- 子どもの反抗
- 親の再婚
- 虐待
- 過保護、過干渉
- きょうだいの誕生
- きょうだいとの不和

■友だち、恋人
- 病気
- 不和
- 離別、絶交
- 不倫

■教師、級友、職場、親戚、近所、家主、世話人（カウンセラー、医師など）
- 不和
- いじめ
- パワハラ
- セクハラ
- 過干渉
- 信頼できない

心理社会的な問題

■家族や友人との死別

■ひとり住まい

■異文化（外国の文化など）を受け入れる

■ライフサイクルの変化

■教育（学校）の問題
- 学業そのもの
- 不適切な学校環境
- 転校

■職業の問題
- 失業
- 業務そのもの
- 困難な勤務条件
- 業務量が多い
- 職場での不和
- 転職
- 仕事内容の変化
- 決定権のなさ
- 業務の目的が不明

一般的によいと思われること

■結婚

■妊娠や出産

■就職

■昇進

■定年退職

■卒業

■子どもの独立

■休暇

■クリスマスなどの行事

■個人的な成功

環境的な問題

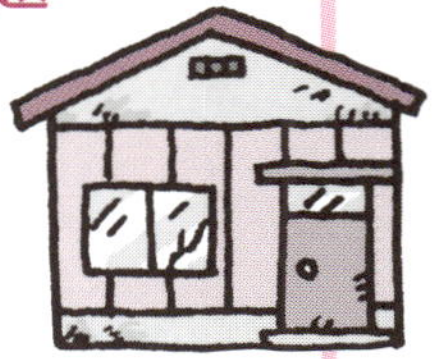

■住居の問題
- 転居
- 住む家がない
- 不適切な住居
- 安全がない

■経済の問題
- 極度の貧困
- 収入が不十分
- 借金やローン

■保健、医療、福祉の問題
- 機関がない
- 混雑して待たされる
- サービスが不十分
- 交通手段がない

■法律、犯罪の問題
- 意図しない法律違反
- 逮捕・勾留
- 拘留
- 訴訟
- 犯罪の被害

■天災、戦争、敵意に遭遇（ネットなどで）

本人の健康の問題

■病気

■ケガ

■リハビリテーション

■後遺症

■重病の疑い

■睡眠習慣の変化

■食習慣の変化

■禁煙、禁酒

■性的な障害

ストレスと折り合いをつけていく

適応障害では、できごとに対して周囲が理解できないほどの反応をします。ただ、重大なできごとに動揺するのはふつうのこと。誰もが、ストレスと折り合っているのです。

不安や抑うつを感じるのはふつう

誰でも、ショックなできごとがあれば、驚いたり、悲しんだりします。環境が変わるようなことでは、緊張したり不安になったりするのはふつうです。ただ、最初は動揺しても、徐々に気持ちが落ち着いてきて、どのように解決しようかと考えはじめます。

適応障害は、できごとへの心理的な対応がうまくいかなかったために起こります。最初の動揺が尋常でないほど大きく、周囲から見ると、なぜそのような極端な反応をするのかと不思議になるほどです。時がたっても動揺は依然としてあり、気持ちが落ち着かず、不安や抑うつが続いています。

こころの防衛機制の例

ストレスがあると、人は自分のこころを守ろうとします。無意識な心理作用で、フロイトは「防衛機制」と名付けました。

抑圧
受け入れがたい意識を無意識の中に閉じ込める

投影
不快な本能や衝動を他者に属するものとする

反動形成
受け入れがたい衝動と逆の行動をとる

知性化
感情を意識せず、感情に関する知識を獲得する

合理づけ
自分の行動や思考に論理的な説明をつける

分離
意識や感情と行動など、相互の関連を断ち切る

退行
依存的になるなど、その時点より幼い言動をとる

取り入れ
他者がもっている意識や思考を自分のものとする

ストレスへの反応

誰でも、ストレスがあると一時的に混乱します。米国の精神科医ハーマンによると、いくつかの段階をへて、適応していきます。

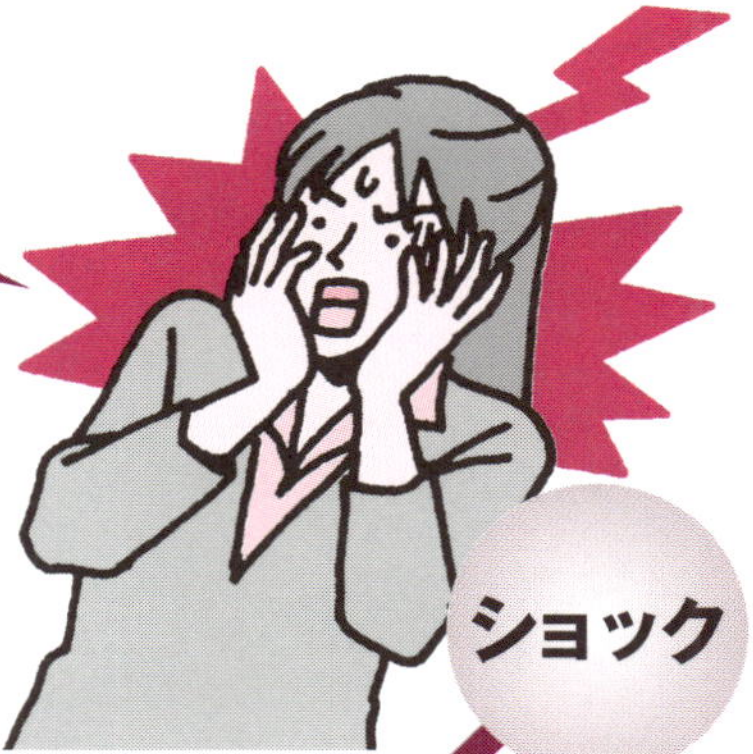

大きな精神的ショックを受けたときには、すぐに事態を認められないもの

ショック → **怒り** → **混乱** → **解決しようとする** → **不安、抑うつ** → **適応**

適応障害では
理解不能の怒り

突発的なできごとや環境の変化に対して、「どうしてこんなことが」と怒りがわくのはふつうの反応だが、それが周囲に理解できないほど強い

適応障害では
理解不能の混乱

事態の収拾ができず混乱する。それが周囲が驚くほどの混乱になる。ショックを受けたときの感情やできごとを何度も思い出し、そのたびに混乱する

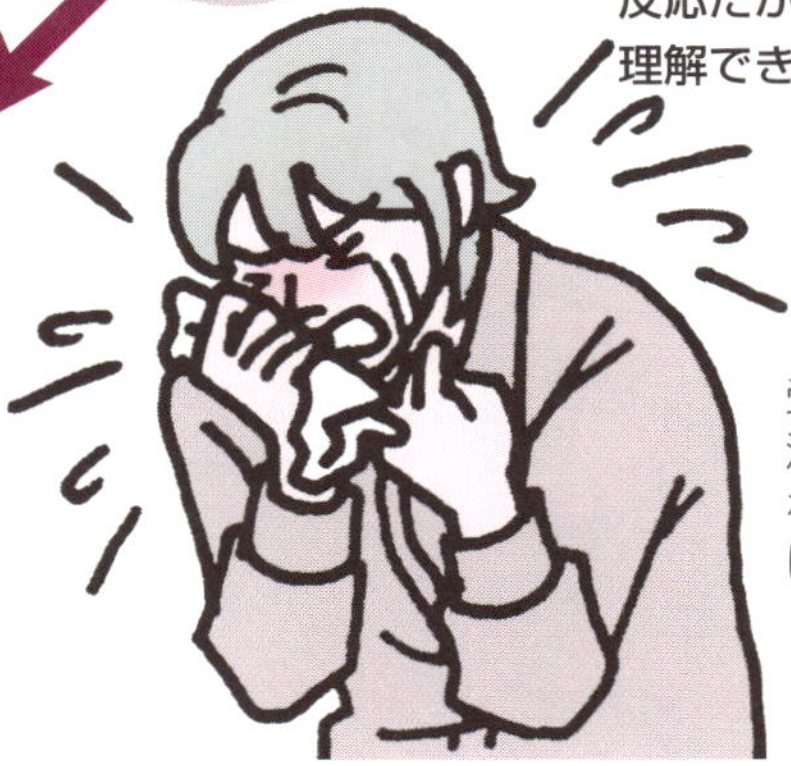

受け入れられず大混乱に陥り、泣きわめいても、事態は解決しない

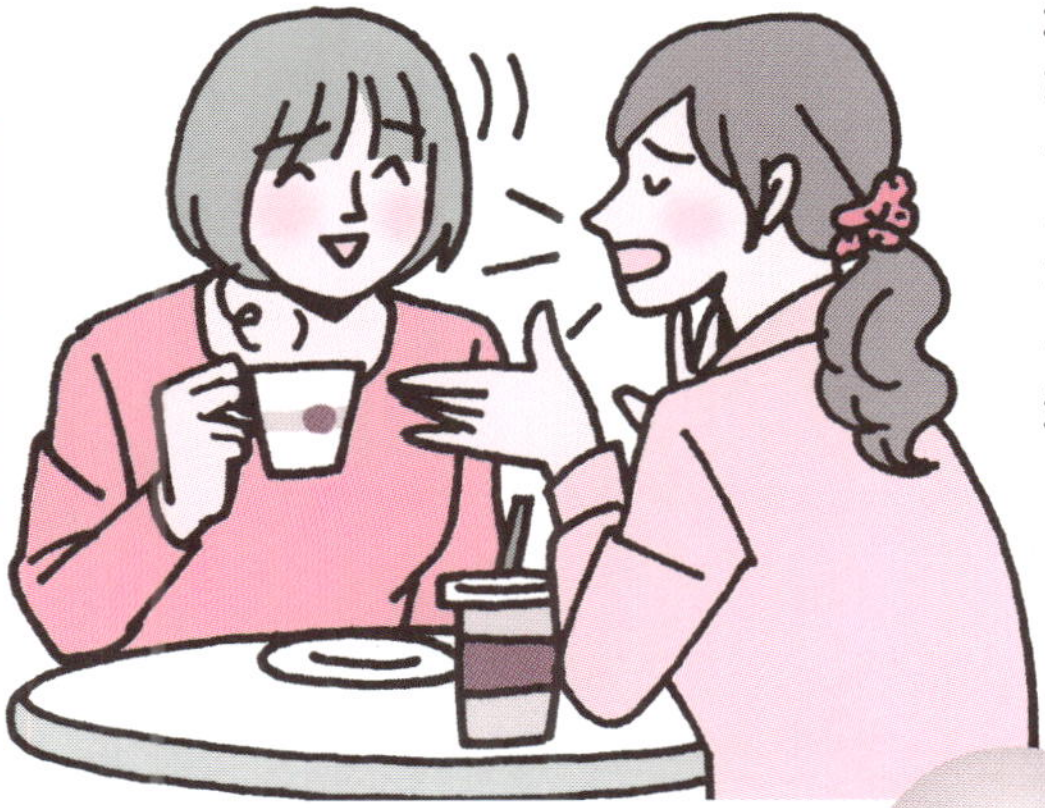

愚痴を言ったり、相談したり、吐き出すうちに気持ちの整理がついてくる

ふつうの反応

不安や抑うつがあるのはふつう。その一方で、価値観を変えたり、新たな楽しみを見つけていく

適応障害では
理解不能の不安、抑うつ

思考を可能にするために感情を切り離すことが不安になったり、どちらでもよいことだと割り切っていいのか不安になったりする

ストレス③

喪失体験から適応障害になる人は多い

ほとんどのストレスと折り合いをつけていける人でも、自分の生命にかかわる病気の判明や、家族との死別のような喪失体験は、簡単に受け入れることができないでしょう。

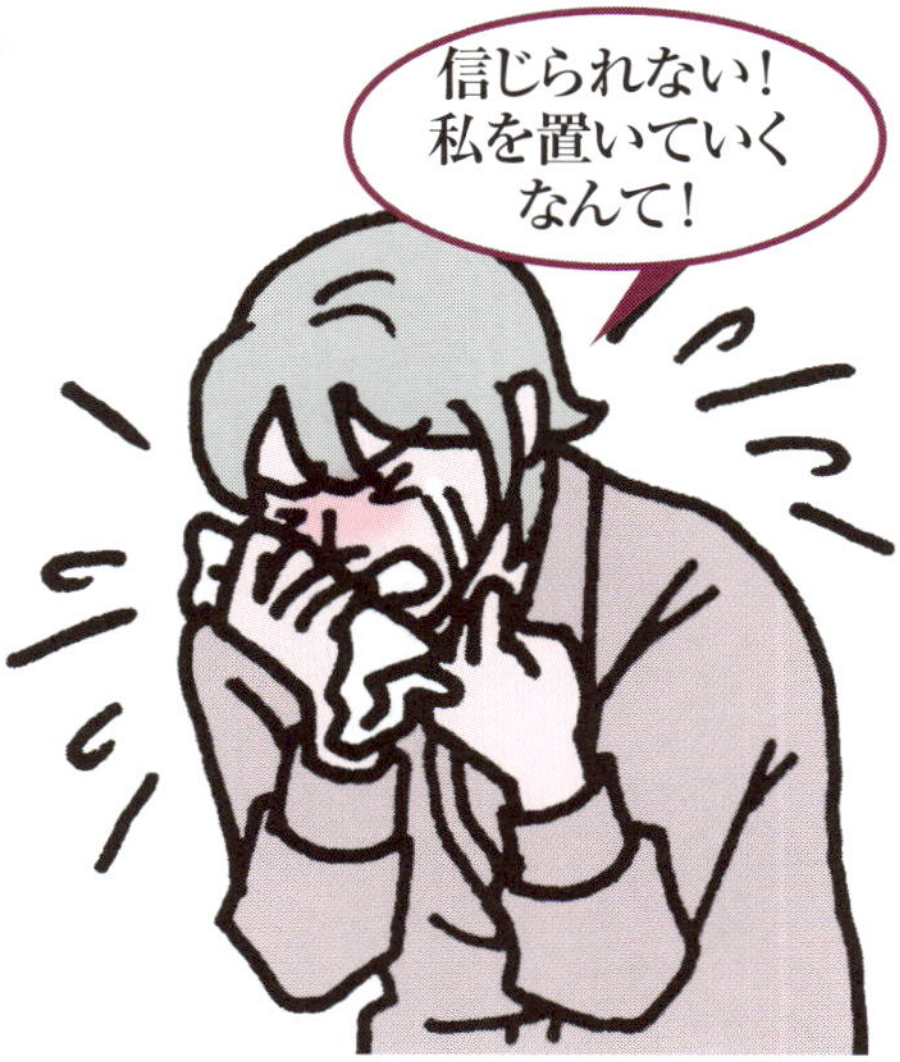

否認と怒りからパニックに
陥り、泣きわめく人も

ストレスの大きさ

できごと	ストレス値
配偶者の死	100
離婚	73
配偶者との離別	65
家族の死	63
自分のケガや病気	53
失業（解雇）	47
家族の健康上の変化	44
親密な友人の死	37
就業・卒業	26
上司とのトラブル	23

ストレスの大きさは、配偶者の死を100としている。いかに夫や妻との死別が大きなストレスかがわかる

Holmes,T.H.「社会的再適応評価尺度」

死別体験

家族や親しい人との死別はストレスのなかでも重大なものです。この悲嘆から回復までの心理的なプロセスを「グリーフワーク」といいます。

ショック 衝撃を受けて混乱する。取り乱す人も。冷静に見えても、じつは感覚がマヒしていたり、呆然としたりする

↓

否認 死亡した事実を認めたがらない。頭では「死んだ」とわかっても、気持ちでは生きていると思う

↓

怒り 亡くなった人や周囲の人に怒ったり、自分の行為を後悔したりする。このとき、怒りを抑え込むと、怒りが自分に向かい、心身の健康を損なうこともある

↓

抑うつ 誰にも会いたくないと引きこもったり、意欲を失い、なにも手につかない

↓

受容 あきらめ、事実を冷静に受け入れるようになり、少しずつ悲しみから立ち上がる

自分の重病

生命にかかわるような重病が見つかることも大きなストレスです。治療のためには多くのものを失い、あきらめざるを得ません。とくに、ガンと腎疾患による透析の患者で、抑うつになる人は多くいます。

透析

腎臓の病気で透析をしている患者は、さまざまなうつ状態の症状を訴える。食欲低下、疲れやすい、喜びの喪失など、こうした症状は腎臓疾患からくるものではない精神症状。現実を受け入れ、適応していかれず、適応障害になる人はけっして少なくない。しかも透析治療は、一生続けなくてはならないもの。慢性的なストレスから、うつ病へと進んでしまうこともある

ガン

健康診断で、ガンかもしれないとの疑いから要精密検査といわれた段階で、抑うつに陥る。日常生活に支障が出て、まさに生きたここちがしない。その後、ガンを宣告されたとき、治療が一段落したとき、再発したときなど、ガンではあらゆる段階で、抑うつに陥り、適応障害が起こることが多い。また、痛みから、もう死んでしまいたい、生きていてもしかたがないなどと思い、抑うつになることもある

病期別の抑うつ(%)

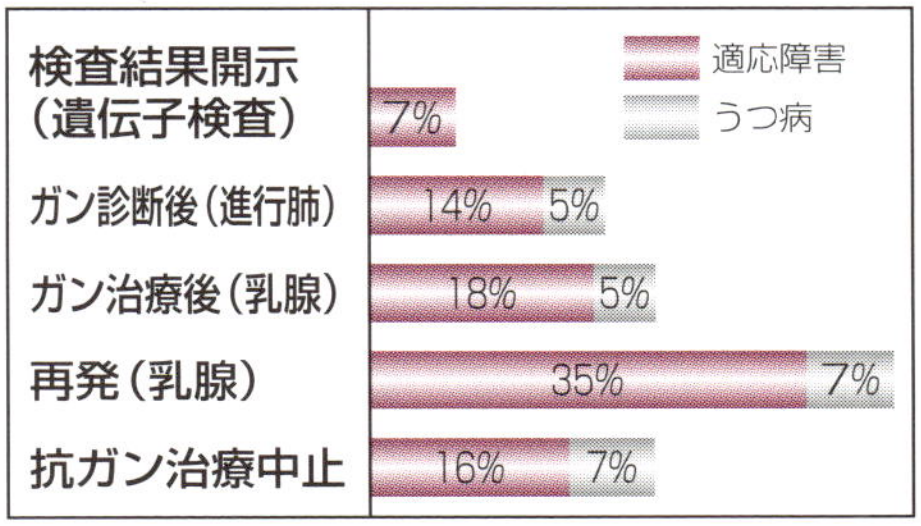

再発したとき、抑うつから適応障害が起こる人がもっとも多い

国立がんセンター東病院臨床開発センター「精神腫瘍学開発部資料」より

喪失体験は大きなストレスになる

大切なものを失う「喪失体験」は適応障害の原因ストレスになります。とくに重大なものは死別と病気です。家族や親友と死別したり、自分に重大な病気があるとわかると、誰でも呆然とするでしょう。しばらくは日常のことが手につかず、抑うつや不安に陥ってしまっても無理はありません。

しかし、時の流れとともに少しずつ気持ちが落ち着いてきて、人の温かさにふれたり、新たな生きがいを見つけたりして、冷静さを取り戻していきます。病気で原因ストレスが続く場合でも、気持ちは回復していくのがふつうです。

適応障害と診断されるのは、喪失体験への反応が尋常ではなく、ひどく悲嘆して日常生活が送れなくなる場合です。

更年期障害としての適応障害も

閉経前後の一〇年間には、更年期障害といわれるさまざまな症状が現れます。頭痛、のぼせ、動悸、冷え性などの身体的な症状とともに、精神症状が特徴的です。

更年期は、社会的にも家庭的にも環境が変わる時期。変化からくるストレスに対応できず、適応障害を起こしやすくなります。

ホルモンのバランスが変わることが抑うつの一因ですが、心理的な影響も小さくないのです。

個人の資質①

ストレス耐性が弱いと発症しやすい

適応障害はストレスによって発症しますが、それだけが原因ではありません。ストレスに耐え、乗り越える力が、人によって違うからです。

ストレス反応

ストレスに強いかどうかは、ストレスがあったとき、どのように反応するか、その反応のしかたにもかかわりがあります。

ストレスがあったとき
ラザルスによる8分類

これも経験だと思う
できることはしたと、進歩、発展をめざすプラス思考

相談する
他者を信頼して相談したり、社会的な支援を求める

反省する
自分の言動を反省し、わるかったと思ったら謝ることも

自己コントロール
怒りや不安を抑え、冷静に問題の解決にあたる

忘れようとする
酒を飲んだり、八つ当たりをして、無理に忘れようとする

逃げる
自分には関係ないと、考えないようにする

対決する
解決に向けて積極的に行動する。失敗もおそれない

計画を立てる
慎重に考え、計画的に問題を解決しようとする

適応障害の人に少ない答え＊（計画を立てる／これも経験だと思う）

適応障害の人に多い答え＊（逃げる）

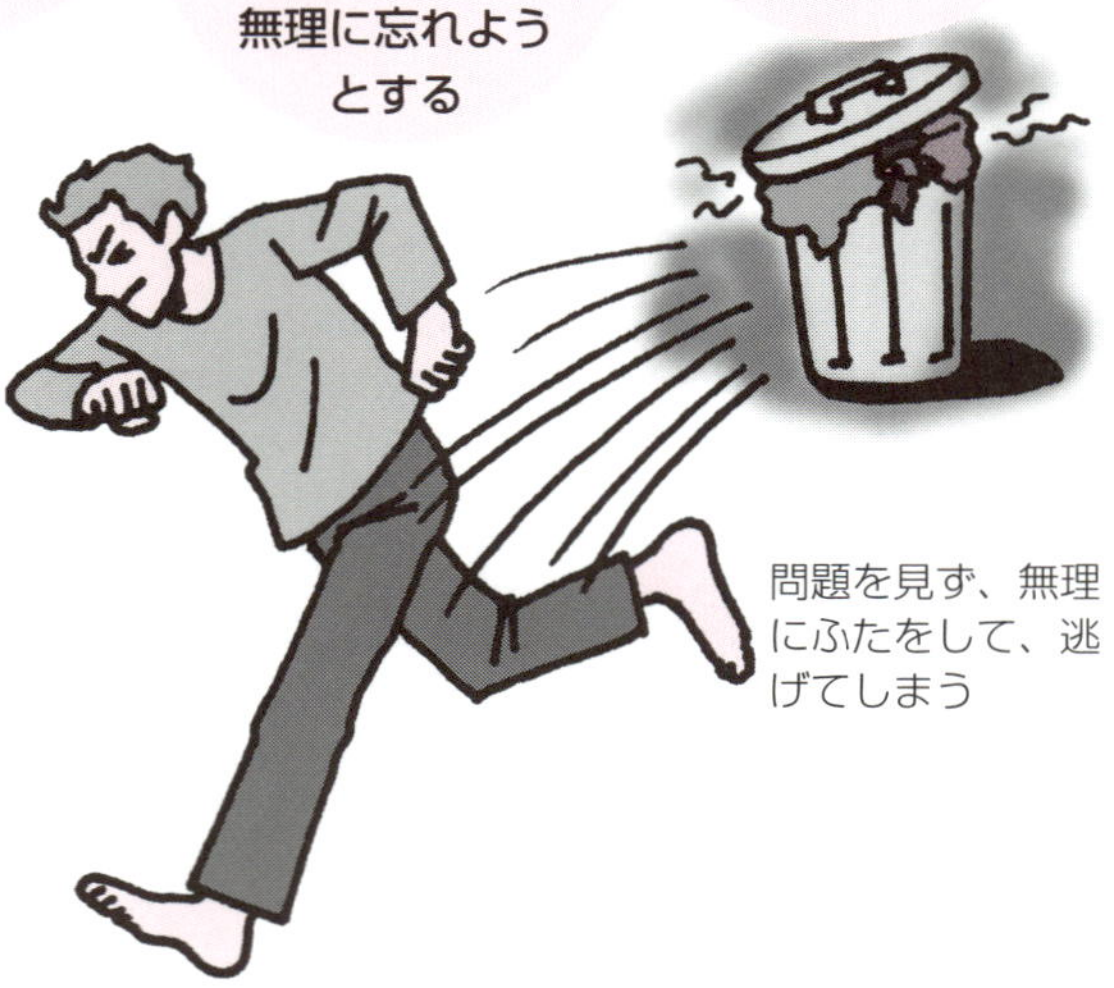

問題を見ず、無理にふたをして、逃げてしまう

＊數川悟、大平泰子による調査

ストレスに加えてもともとの資質がある

同じ職場、同じ環境など、同じストレスにさらされていても、適応障害を発症する人としない人がいるのはなぜでしょう。

それは、人によって、ストレスに耐える力＝ストレス耐性が違うからです。ただ、ストレスがあまりに大きいと、個人のストレス耐性が高くても、適応障害を発症することはあります。

同じストレスでも

同じストレスがかかっても、適応障害を発症するかどうかは、個人のストレス耐性が大きくかかわっています。

同じストレスがかかっても、Aさんはストレス耐性が強いので、適応障害を発症しない。Bさんは発症する可能性がある

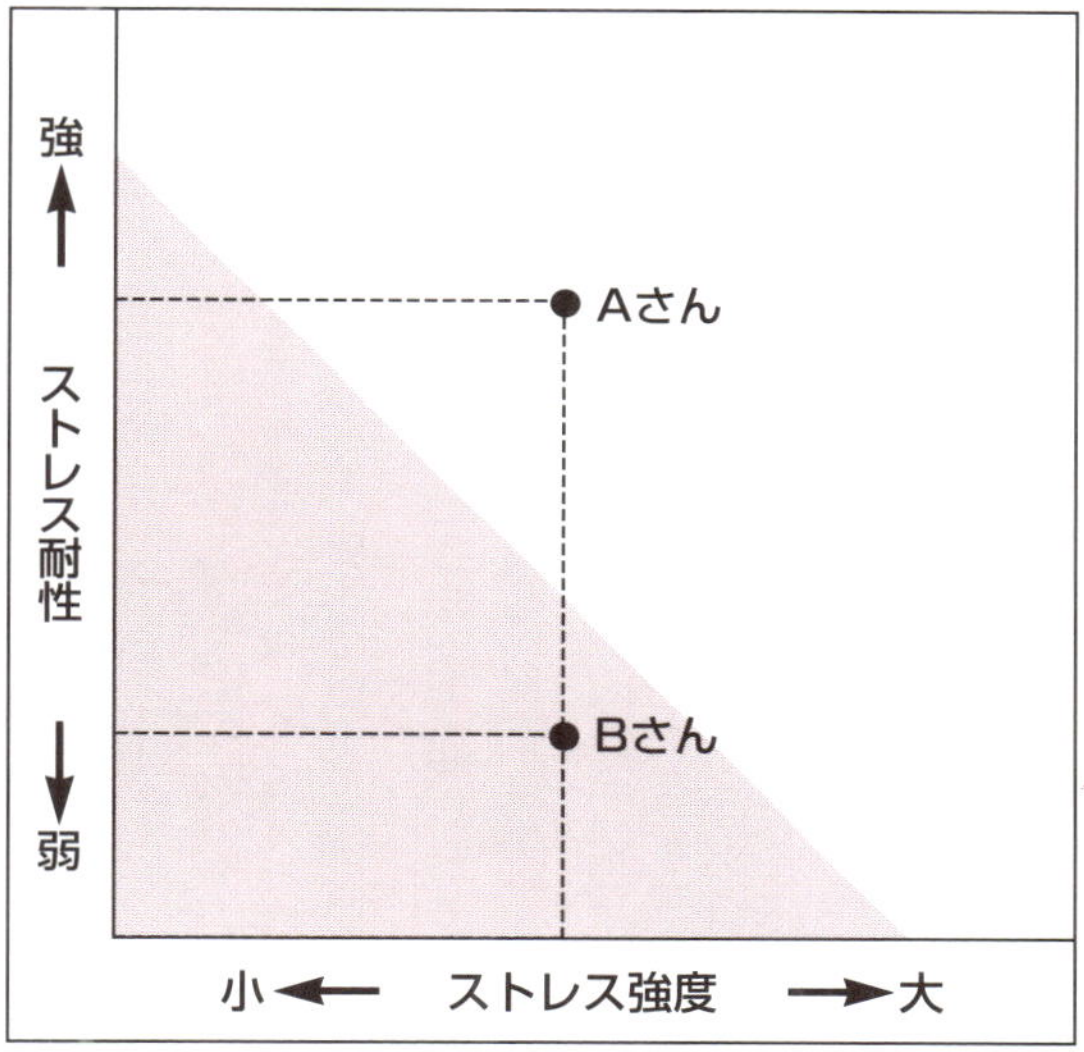

適応障害の原因ストレスは

個人のストレス耐性がある程度の強さがあっても、以下のようなできごとは、ストレス強度が大きいため、適応障害を起こしやすくなります。

- ガンの宣告
- 離婚訴訟
- 災害（震災）
- 死別
- 入試失敗
- 就職失敗
- 交通事故の加害者

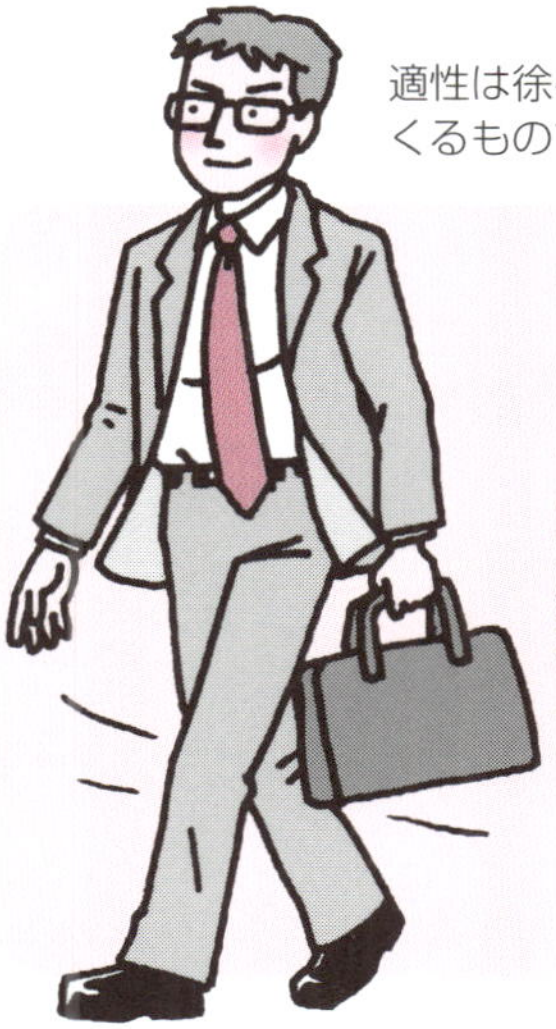

適性は徐々に高まってくるものでもある

働くうちに適性がつくことも

働きはじめてしばらくすると、「この仕事に向いていない」と感じることもあるでしょう。確かに誰にも向き不向きはあります。

しかし、人は意外に適応力が高いのです。自分が興味を感じたことや、おもしろいと思ったことには努力を惜しまないため、適性が高まっていくからです。

働くうちにおもしろみがわかってくることもありますし、徐々に持ち味が引き出されて適性が高まることもあります。早々に結論を出さないほうがよさそうです。

いちばん助けになるのは、サポーターです。親切な上司や同僚があなたを励ますパートナーです。

結局、どのような人たちと一緒に働くかが問題で、どうしても適応できないなら、職場を替えるのも、ひとつの対処法です。

個人の資質②

がんばりすぎるタイプだけではない

傍から見ると、きちょうめんで責任感もあり、がんばり屋。適応障害になりやすいのは、いわゆる「いい人」ですが、他者に気をつかって疲れきってしまう面もあります。

まじめ、努力家だが対人過敏の面も

ストレス耐性の強弱だけでなく、個人の気質も、適応障害の発症のしやすさと関連しています。

多くは、まじめで努力家、職場ではコツコツと仕事を進め、少々無理でも残業して仕事を片付けます。一方で、他者からの評価を気にして、なにか言われると過剰に気にしたり、自分を抑えてでも相手に合わせようとします。当然ストレスはたまるでしょう。

体質も関連があり、とくに自律神経のコントロールがうまくいかない人は、適応障害になりやすいのです。動悸、めまい、低血圧、頭痛など、自律神経系の症状として現れます。

職場での適応障害

職場で適応障害を発症しやすいのは、新入社員と、がんばりすぎる中堅社員です。

新入社員

就職したものの職場になじめず、意欲をなくし、仕事に支障を来す。相談する相手もいないと、内にこもってしまい、ますます職場になじめないという悪循環に陥る

中堅社員

仕事量が増え、責任も増すころ。つらくても断ることができず、がんばろうとする。自らを叱咤激励して「できる人」の評価を得ようとする。

そんな状態は長くは続けられない。仕事量を減らさないと、心身ともに燃え尽きて抑うつや不安を伴う適応障害になったり、やけくそな気分から素行の障害を伴う適応障害になることもある。大きなミスにつながり、職場が損害をこうむる事態にもなりかねない

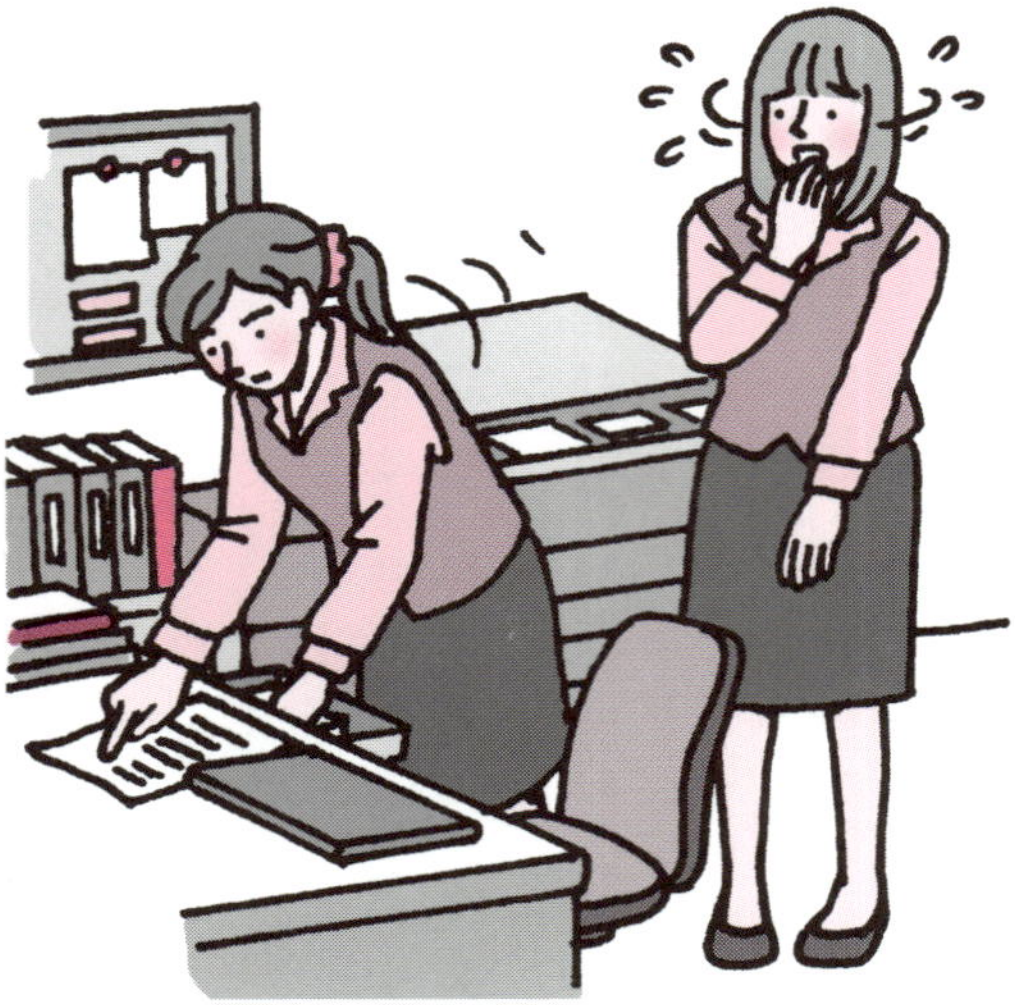

なにをしていいかわからずオロオロ。気の利かない人という評価に

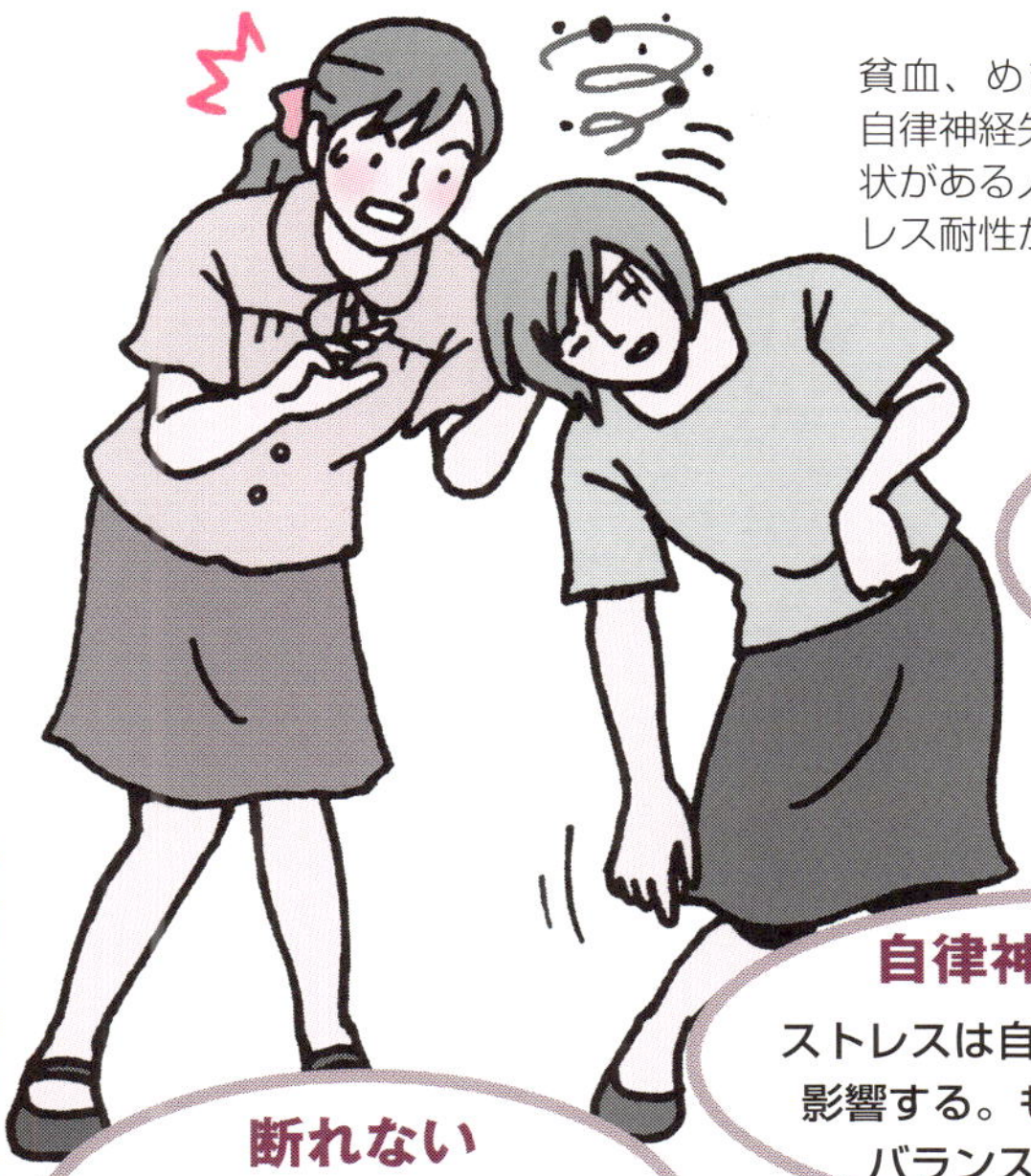

貧血、めまいなど、自律神経失調症の症状がある人は、ストレス耐性が低い傾向

もともとの傾向

適応障害になりやすい傾向の人はいます。性格というより、気質といったほうがぴったりします。さらに、体質も関係しています。

感情の振幅大

感情の表し方、処理のしかたがわからない。喜怒哀楽やイライラを極端に出してしまう

傷つきやすい

周囲の人には理解できない程度のささいなことで傷つく。プライドの高さが関係していることも

自律神経失調傾向

ストレスは自律神経を介して脳に影響する。もともと自律神経のバランスが乱れやすい人

断れない

無理なことやいやなことも断ると相手にわるいと思い自分を抑えてしまう

白黒思考

ものごとを白か黒かで判断し、グレーの部分を認められない。100点でなければ0点と同じ

まじめだが、がんこ

いい加減なことは許せない。これと思ったことは変更できないがんこなところもある

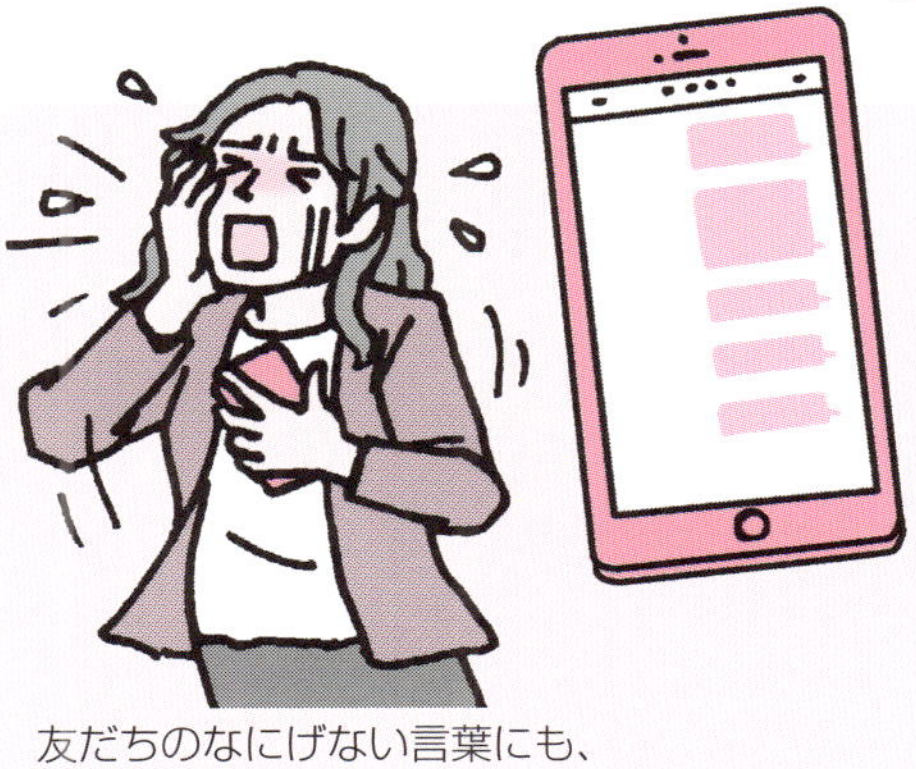

友だちのなにげない言葉にも、拒絶されたと動揺する

「拒絶過敏性」という特質がある

適応障害の患者さんの根底には、拒絶過敏性があります。拒絶過敏性とは、（客観的にみると）ささいなできごとに「社会的痛み」を感じる状態です。

「社会的痛み」とは、人間の本能のひとつである社会的活動の危機を強く感じる状態で、近年用いられるようになった言葉です。

職場の上司に注意されただけで、自己評価が下がった、プライドを傷つけられた、排斥されるだろうと嘆きます。深刻なトラウマになり、上司の顔を見ただけで、ひどく落ち込むようになります。

年代的要因

高齢者にもある適応障害

適応障害というと、学校や職場に適応できない若者や壮年者を思い浮かべるでしょうが、じつは高齢者の適応障害は意外に多いのです。老後の人生そのものへの不適応です。

適応障害を進める要因

高齢者の適応障害には、本人の性格傾向が大きく影響します。

もともとの性格傾向

年齢とともに、本来の性格が強調されていく。がんこな人は意見を曲げないし、従順な人はがまんしてなにも言わない

↓

人間関係の変化など

家族、介護者、子どもなど、新しい環境で支えてもらえるはずの人たちとの関係が変わってしまう

↓

孤独になりがち

仲間や支援者がいないままでは、適応はより困難

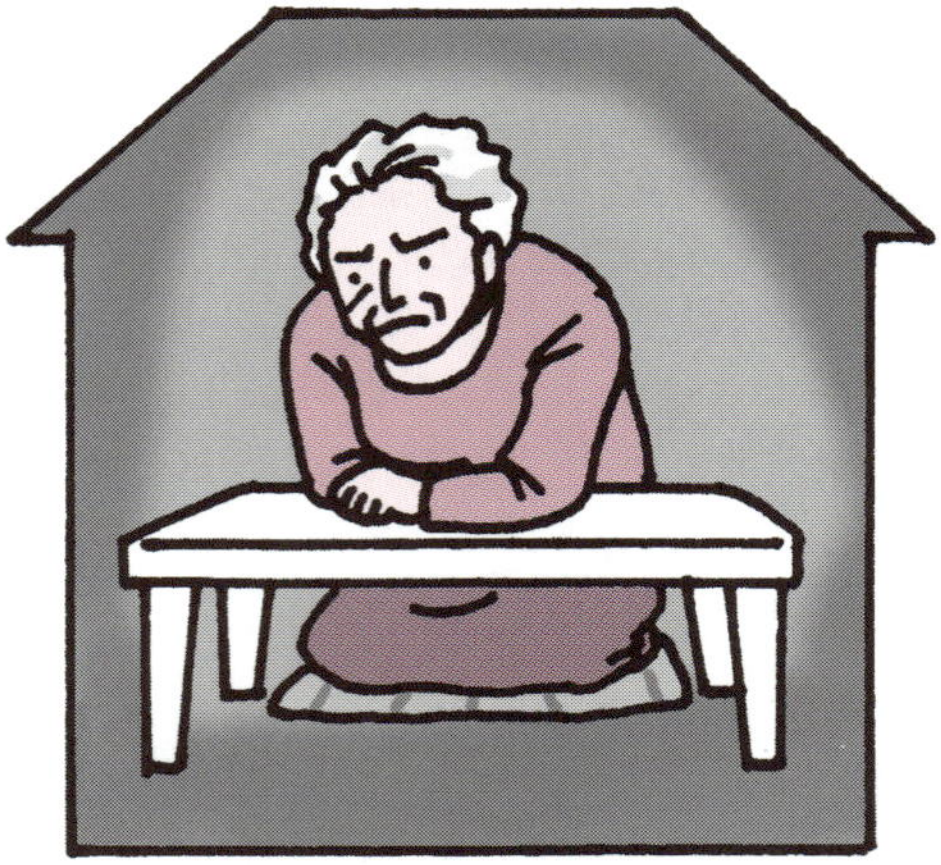

周囲に合わせられず、黙ってがまんするうちに、ひきこもってしまう

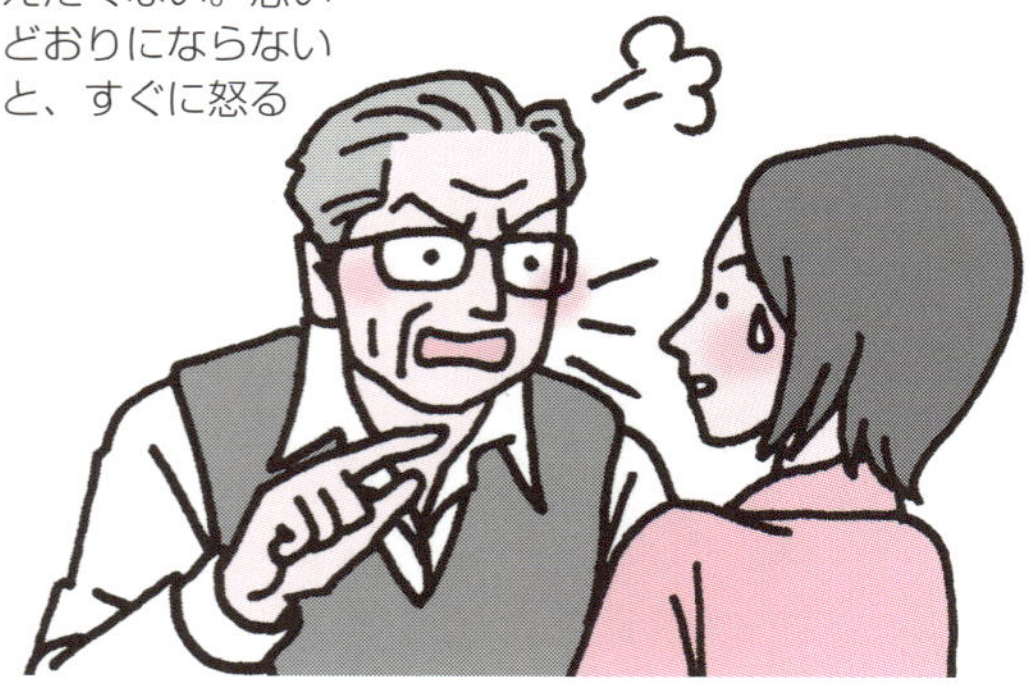

自分の生き方を変えたくない。思いどおりにならないと、すぐに怒る

認知症との区別を

高齢者が抑うつを伴う適応障害になると、認知症との区別がひじょうにつきにくくなります。表情が暗くなり、口数も少なくひきこもっていると、すぐに年齢のことが頭に浮かび、認知症だと思われてしまいます。

適応障害では、本人が「気分が落ち込む」など、精神状態を自覚していたり、じっくり聞けば悩みや心配ごとを話してくれることもあります。

認知症は、もの忘れがひどく、話のつじつまが合わなかったり、忘れていることに気づいていなかったりします。

認知症と適応障害は治療法が違うので、しっかり見分ける必要があります。認知症かもしれないと思ったら、受診しましょう。

不安のもとは多くある

高齢者の適応障害は、今後の人生への不安が根底にあります。

さまざまなものを失う

これまでの能力、生活の支え、こころの支えなどを、年齢とともに、徐々に失っていく。それが寂しさや不安につながるのは当然のこと

記憶力　家族　健康　若さ　仕事　友人　貯金　判断力　体力

↓

不安

老化や病気

体の自由が利かなくなり、活動範囲が狭くなる。ケガや病気になれば寝たきりも心配。認知症は「自分では発症したとわからないかもしれない」と思えば不安も

環境の変化

定年、病気、事故、災難、経済的な変化、家族構成の変化など。ひとり暮らしが増える一方、定年後に夫が家にいることがストレスになる「夫在宅症候群」（P70参照）も

人生や環境の変化についていけない

高齢者で適応障害になる人は、少なくありません。脳の老化により環境の変化への適応力が低下しています。そのため、高齢になってからの家族の異動などのライフサイクルによる環境の激変が、大きなストレスになるのです。

家族の異動とは、死別、巣立ち、離別などのことで、家族構成が変化します。

病気によって、生き方の変化を迫られることもあります。また、定年後に仕事がないうえに、仕事一筋だったために友人はいないし趣味もない場合には、途方に暮れてしまうでしょう。

新しい環境に適応できず、本来の性格や人間関係などの要因から、攻撃的になったり、悲観してひきこもったりします。老夫婦では、互いに不満をぶつけ合う不幸な事態も。適応障害のほか、うつ病、病気不安症、心身症などのこころの病に陥ることもあります。

その他要因

不安を起こしやすい物質が身近にある

日常生活のなかに、不安感を誘発したり、高めたりするものがあります。環境の変化があって、多少のストレスを感じているときは、要注意です。

動悸、息切れ、不安感を増長させる

なぜかドキドキしてきたとき、身近に原因物質がないか、考えてみてください。アルコール、カフェイン、たばこなどの嗜好品は動悸、息切れ、不安感の原因になることがあります。とくにたばこは、急激な禁煙がうつ病を誘発するので、禁煙はゆるやかに進めます。

また、暑いとイライラしやすいものです。不安感につながる可能性は否定できません。

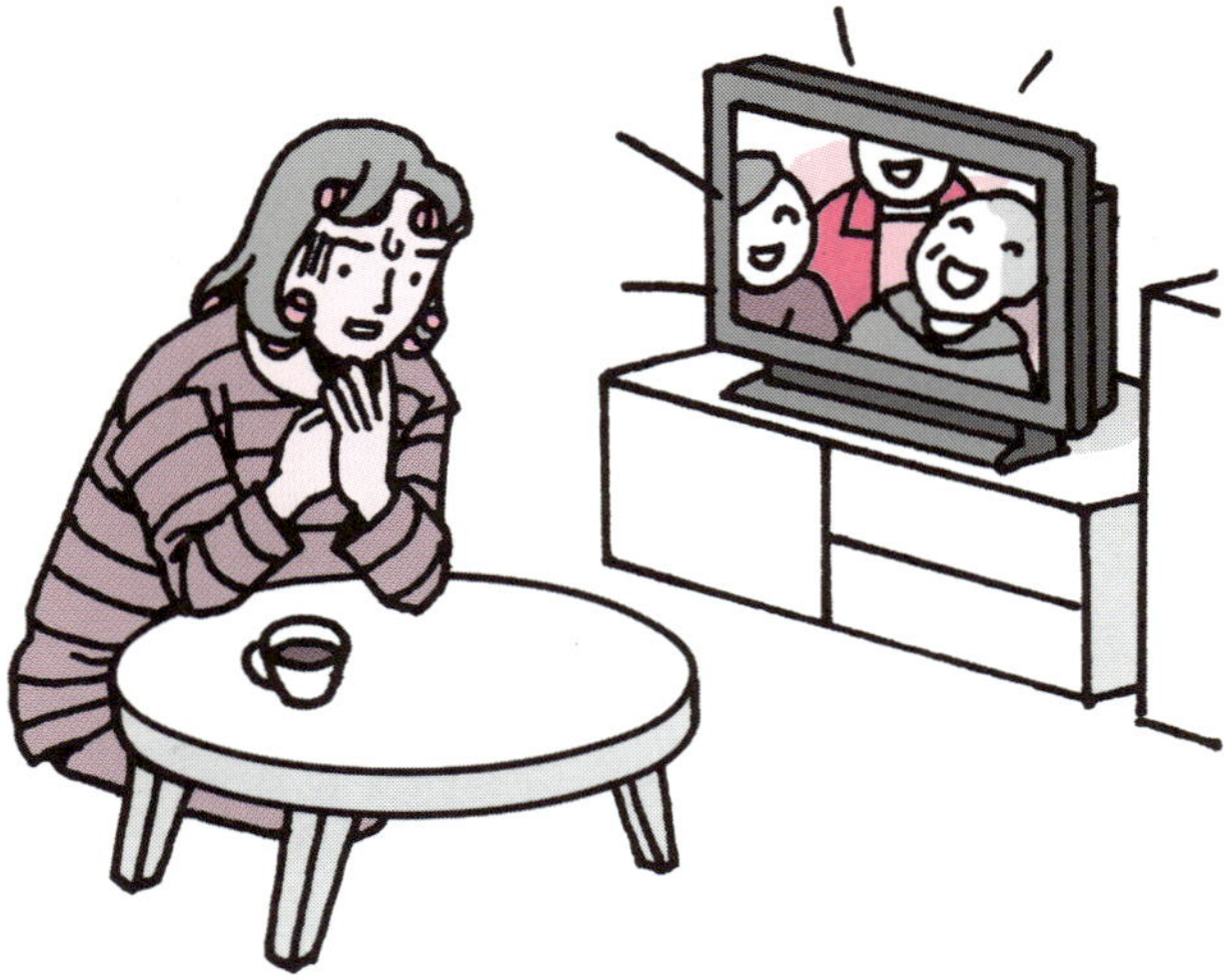

炭酸ガス

もともと炭酸ガスに敏感な人がいます。呼吸が浅いと酸素が不足し、血中の炭酸ガス濃度が高まるので、パニックになります。

リラックスしたときは呼吸がゆるやかになる。酸素不足から不安になることも

カフェイン

カフェイン過敏性の人は多い。動悸、息切れを誘発します。

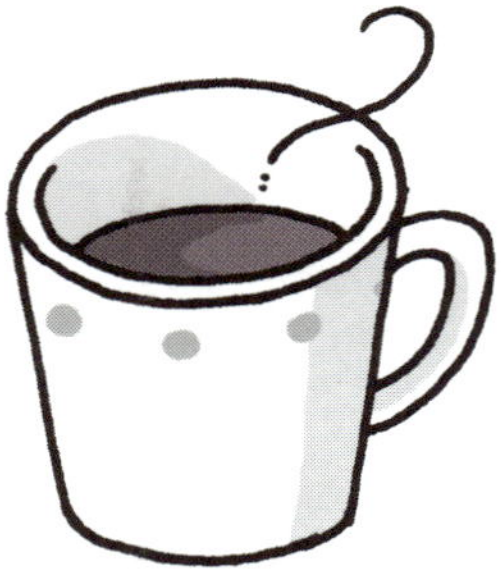

コーヒー

豆のカフェイン含有率は低いが、カップ１杯の抽出量は多く120mg

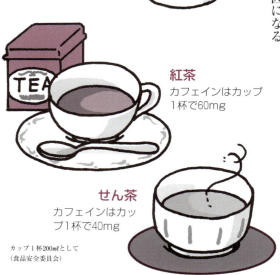

紅茶

カフェインはカップ1杯で60mg

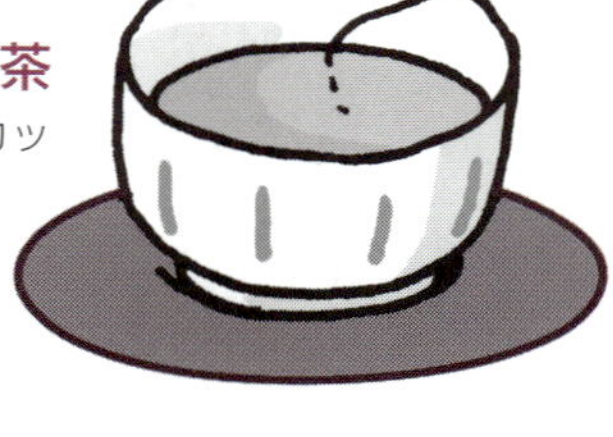

せん茶

カフェインはカップ1杯で40mg

カップ１杯200mℓとして（食品安全委員会）

4

正しい診断が適切な治療につながる

適応障害によく似た病気、合併する病気などを、
比較検討しながら診断します。
治療は、まず原因ストレスを明らかにするところから始めます。
一方で、症状を軽くするための薬物療法もスタートさせます。
多くの症状をもつ適応障害では、病名以上に症状を重視して、薬を処方します。

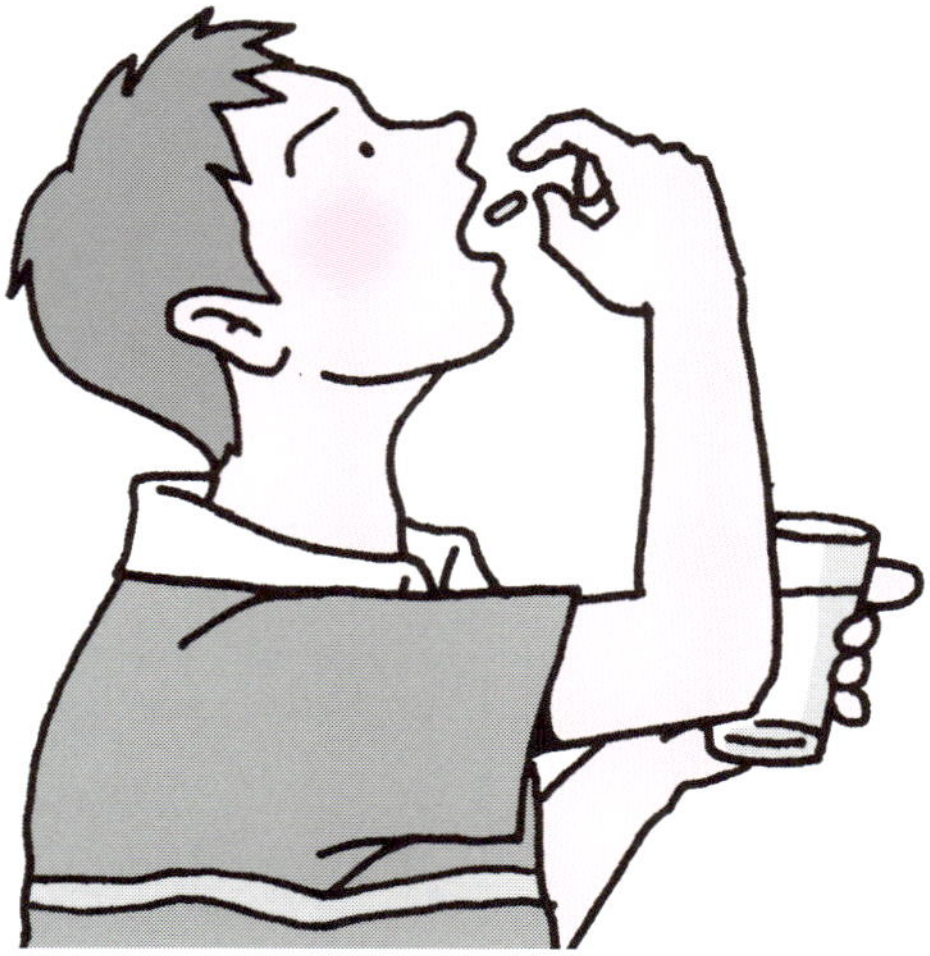

診断

ほかの精神疾患を検討しながら

医師は、いろいろな精神疾患を念頭におきながら、患者さんの話を聞きます。うつ病やパニック症ではないか、統合失調症など重い病態の前触れの症状ではないかと、常に考慮しています。

こころに不調を感じたら

最初はがまんしたり、誰かに相談したり。ストレスによる不調は、こうした段階で治ることが多くあります。抑うつが続けばカウンセリングや医師を受診することを考えます。

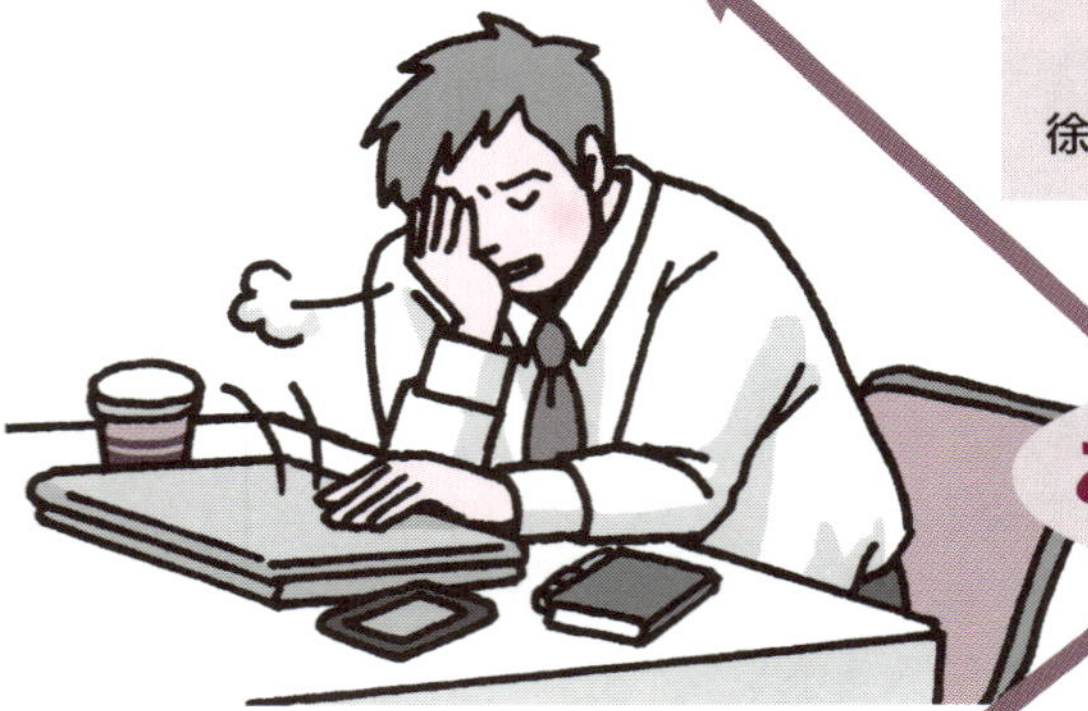

仕事をするのがつらい。今までできていた仕事が手につかないので、自分でもおかしいと思う

こころの不調

症状が現れる

生活に支障を来すようになると、治療が必要だと考える。適応障害でも、早期発見、早期治療は重要

がまんする

自分なりのストレス解消で、徐々に健康を取り戻す

カウンセリングを受ける

カウンセリングルームなどを探して行く。精神療法やカウンセリングを受けるうちに回復することも多くある

誰かに相談する

家族や友だち、上司、同僚などに相談したり、愚痴を言ったりする

回復する

おしゃべりはストレス解消の一手段。吐き出すうちに気持ちがすっきりして、自然に回復する

回復しない

症状が重いと話すだけでは回復しない。「気のせいよ」などと励まされるのが、かえって苦痛にも

診断、処方はできない

カウンセラーは病気の診断や薬の処方はできない。また、臨床心理士の資格をもっていないカウンセラーもいる。カウンセラーになにを望むか、よく考えて

受診する

何科を受診したらいいか迷う人は多い。病院ではなくクリニックやかかりつけ医に行くことも

内科、整形外科など

体の症状から受診してしまう

検査をする

適応障害そのものは、数値的な異常は出ない

問題ないと言われてしまう

疲れでしょう、休んでください、などと言われ、受診が途絶えることも

紹介

体の症状や検査結果から、こころの病気が疑われると、精神科を紹介されることもある

精神科

しきいが高くて行きにくいという人も

問診

こころの症状なので、話をすることが大切

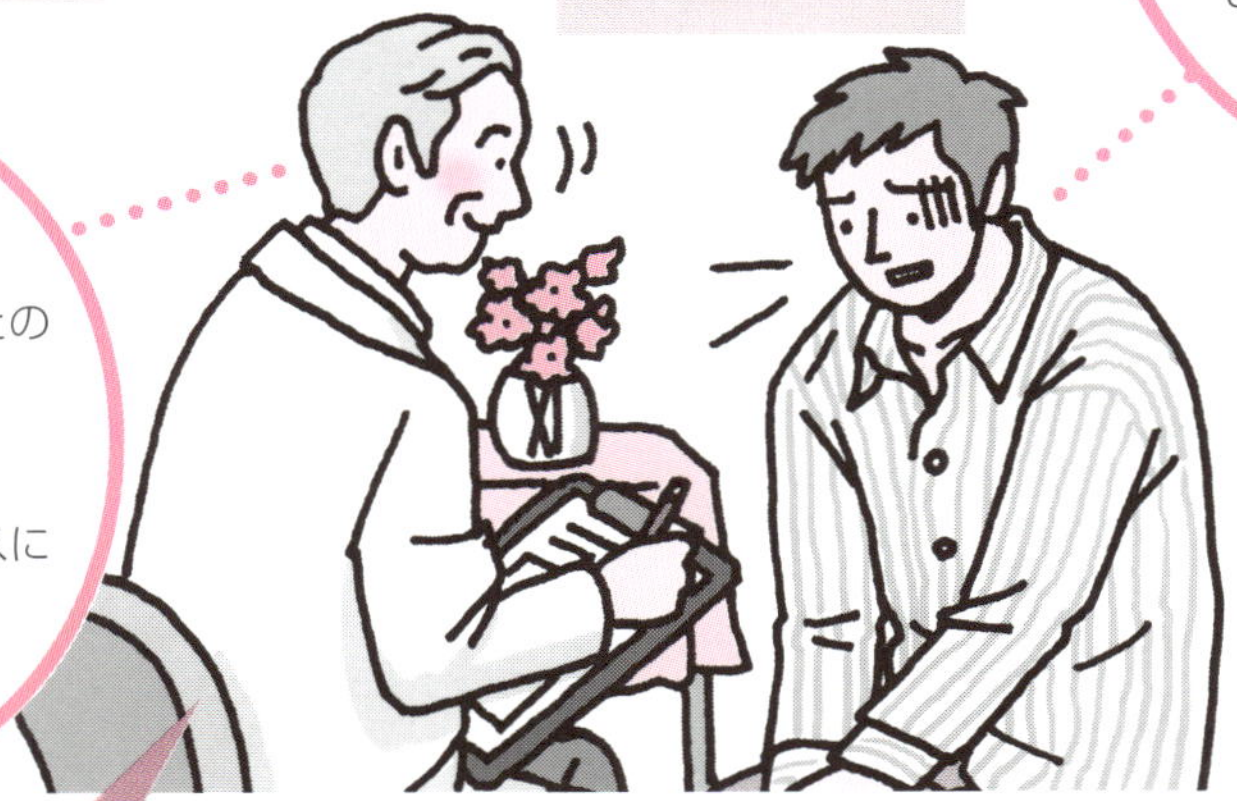

しっかり話す

どんな症状か、いつからか、身体症状も伴うか、きっかけ、いつ症状が起こるか、以前との違い、自分の性格、既往歴、仕事の内容、職場（学校）環境、家族、ライフイベントなど。混乱しそうなら、予めメモをしておいて、医師に見せてもいい

思い当たるストレス（P49参照）があれば、ぜひ伝えて。自分ではささいなことと思っても、情報が多いほど診断・治療に役立つ

相性もある

こころの病気の診断・治療には、医師と患者との相性があることは否定できない。医師と合わなければ、そのことがまたストレスになり、いらぬ苦労をすることに。潔く、別の医師を探そう

よい医師とは

医師を信頼できるかどうかが、もっとも重要。リラックスして話せるか、自分の話をきちんと聞いてくれるか、説明がわかりやすいかも要チェック

医療になかなか行きつかない

ストレスで気持ちが落ち込んでも、すぐに医療機関を受診することはほとんどありません。まず自分なりにストレスを解消したり、誰かに相談したりするでしょう。

医療機関に行こうと思うのは、「症状」が出たときです。しかし、単にストレスに対するふつうの反応とみなされ、「異常なし」と言われることも少なくありません。

うつ病やPTSDとは違う病気

適応障害には、うつ病や不安症など、症状が共通する病気が多くあります。診断するうえで、それらの病気との違いをしっかり把握しなくてはなりません。

適応障害との違い

うつ病、非定型うつ病、PTSDは、とくに違いをしっかり見ておきたい病気です。

うつ病

適応障害と近い病気

軽症のうつ病とは、ほとんど見分けがつかない。明らかなストレスの有無が違うだけ。ただ、近年、うつ症状があれば「うつ病」と診断される傾向があることは否めない。じつは適応障害や双極性障害が混ざっていると考えられる

じつは適応障害ということも

非定型うつ病

適応障害と診断されることが多い

非定型うつ病では拒絶過敏性があるので、ささいなできごとにも過大な反応があり、機能障害が出る。そのため適応障害と診断されることが多い。また、反対に、非定型うつ病の診断基準を満たさない不全型の非定型うつ病も、適応障害と診断される

ほぼイコール

PTSD

適応障害と近い病気

適応障害と共通点が多い。PTSDのなかで、ストレスが診断基準に当てはまるほど強くないものを不全型PTSDとするなら、適応障害は不全型PTSDといえる。また、不全型PTSDは非定型うつ病ともひじょうに近い

不全型PTSD

↓

トラウマとは

PTSDとは心的外傷後ストレス障害の略で、「心的外傷」はトラウマのこと。近年は概念が変わってきたが、本来は「生命にかかわる体験」「死ぬほどの重症を負う」「性的暴力を受ける」など。こうしたことが家族など近親者に起こり、それを見たり聞いたりするのもトラウマになる

適応障害の診断のされ方は二通り

適応障害の診断は以下の二つの点から検討していきます。

① よく似ていても、うつ病、不安症、PTSDの診断基準を満たすほどではないこと。

② いわゆる心因反応、第三者がみても明らかな苦悩を引き起こすできごとがあり、それに心身が反応した状態であることです。

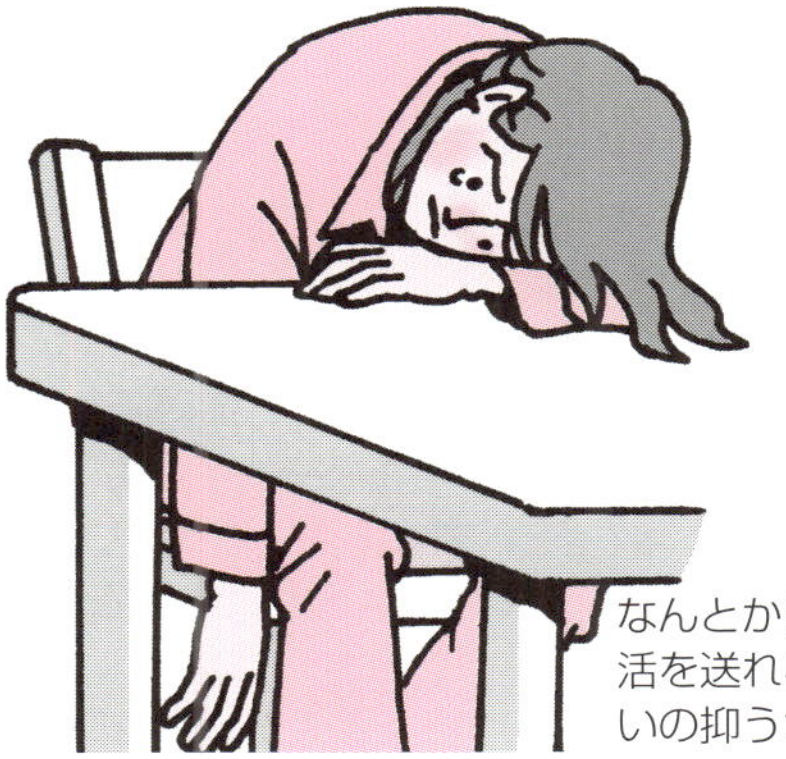

なんとか日常生活を送れるくらいの抑うつ

症状を比較してみると

うつ病、非定型うつ病、PTSD、不安症と、似た症状を比較してみましょう。

適応障害の症状

抑うつ感

うつ病

うつ病における抑うつ感は、体の底からわきあがる憂うつ感

不安

不安症

不安症での不安は、理由がないことが多く、その程度が強い

イライラ

うつ病、不安症、非定型うつ病

イライラは不安や抑うつの裏返しの感情。多くの精神疾患に共通する

ストレスがない状況では行動ができる

非定型うつ病

うつ病では、抑うつのために好きなこともできなくなるが、非定型うつ病では、自分に好ましい状況では活発になる。ときには軽い躁の状態（軽躁）になることもある

傷つきやすい

非定型うつ病

拒絶過敏性がある。ささいなことに過剰反応して、大きな悲嘆や怒りを表す。これは適応障害にも共通する特徴

つらかった思い出がよみがえる

PTSD

フラッシュバックといい、トラウマとなったできごとを思い出しては抑うつや不安になる。ただ、適応障害ではトラウマのレベルは、生命にかかわるほどではない。ささいなことをトラウマだと思い込むこともある

原因となったストレスがわかる

適応障害の特徴

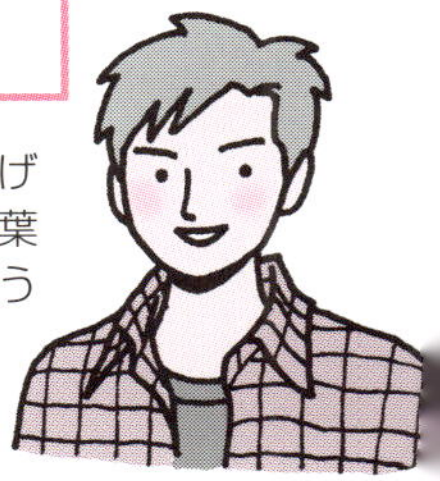

いきなり別れを告げた、もとカレの言葉がトラウマだということも

二次障害

発達障害がベースにあると

学校や職場に適応できない人のなかには、発達障害がある場合も。とくに自閉スペクトラム症はコミュニケーションの障害などがあり、周囲とうまくつきあうことができず、適応障害になりがちです。

発達障害の二次障害に

軽度の自閉スペクトラム症やADHDは、子どものころに気づかれにくいのです。社会に出て職場での「うまくいかなさ」から、二次的に適応障害になることがあります。

ADHD

不注意の特性があるため、仕事でのミスが多発。大きな損失につながることもあります。衝動性がある場合には、カッとなりがちで、トラブルメーカーに。

自閉スペクトラム症

人の気持ちを想像できないため失礼なことを言ったり、その場の状況を読めないため的外れな言動をしたりして、「無礼な人」「非常識」などと誤解されます。

↓

失敗や叱責

仕事上の失敗が続き、職場では叱責される日々。自分ではどうしたらよいかわかりません。

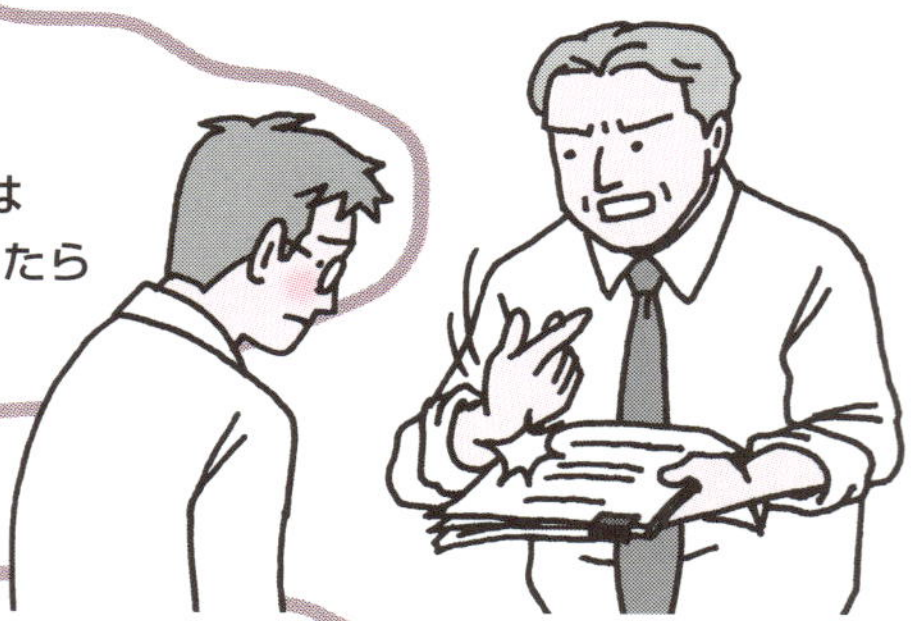

↓

自己否定、自信喪失

「役に立たない人間だ」「自分などいないほうがいい」などと、自信をなくし、うつ状態になっていきます。

↓

適応障害に

叱責や失敗が続くと

自閉スペクトラム症やＡＤＨＤ（注意欠如・多動性障害）、ＬＤ（学習障害）などの発達障害があると、コミュニケーションがうまくとれなかったり、勉強や仕事についていけなくなったりします。発達障害の特徴はそれぞれ違いますが、失敗や叱責が続くという状況は同じです。そうした「うまくいかなさ」が根底にあるために、学校や職場に適応できず、適応障害に至るのです。

発達障害を一次障害とするなら、適応障害は二次的な障害です。

子どもでは情緒や素行の障害を伴うことが多く、パニックを起こして泣き叫んだり、ものを投げて暴れたりすることもあります。

診断はつきにくい

発達障害があっても、ごく軽度の場合には、診断が困難です。もともと発達障害の診断基準は、体の病気と違って数値や画像では判断できないもの。大人の場合、発達障害の専門医が少ないことも、診断を難しくする一因です。

対策の例

発達障害から二次的に適応障害に至らないよう、特性に合った働き方を工夫しましょう。

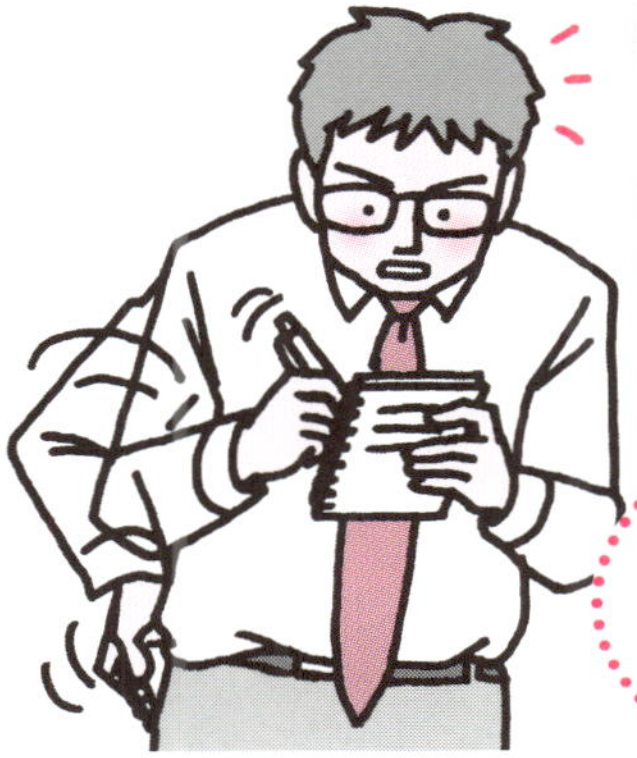

メモをとる
目で見る情報は頭に入るので、仕事の指示や、持ち物など、メモをとって「見える化」します。

聞くのは恥ずかしくない
質問したり、確認したりするのは、恥ずかしいことではありません。

仕事の進行リストをつくる
やることの「見える化」をします。

Wチェックする
書類に誤記がないか、自分で自分をチェックします。指さしながら、読み上げて確認。

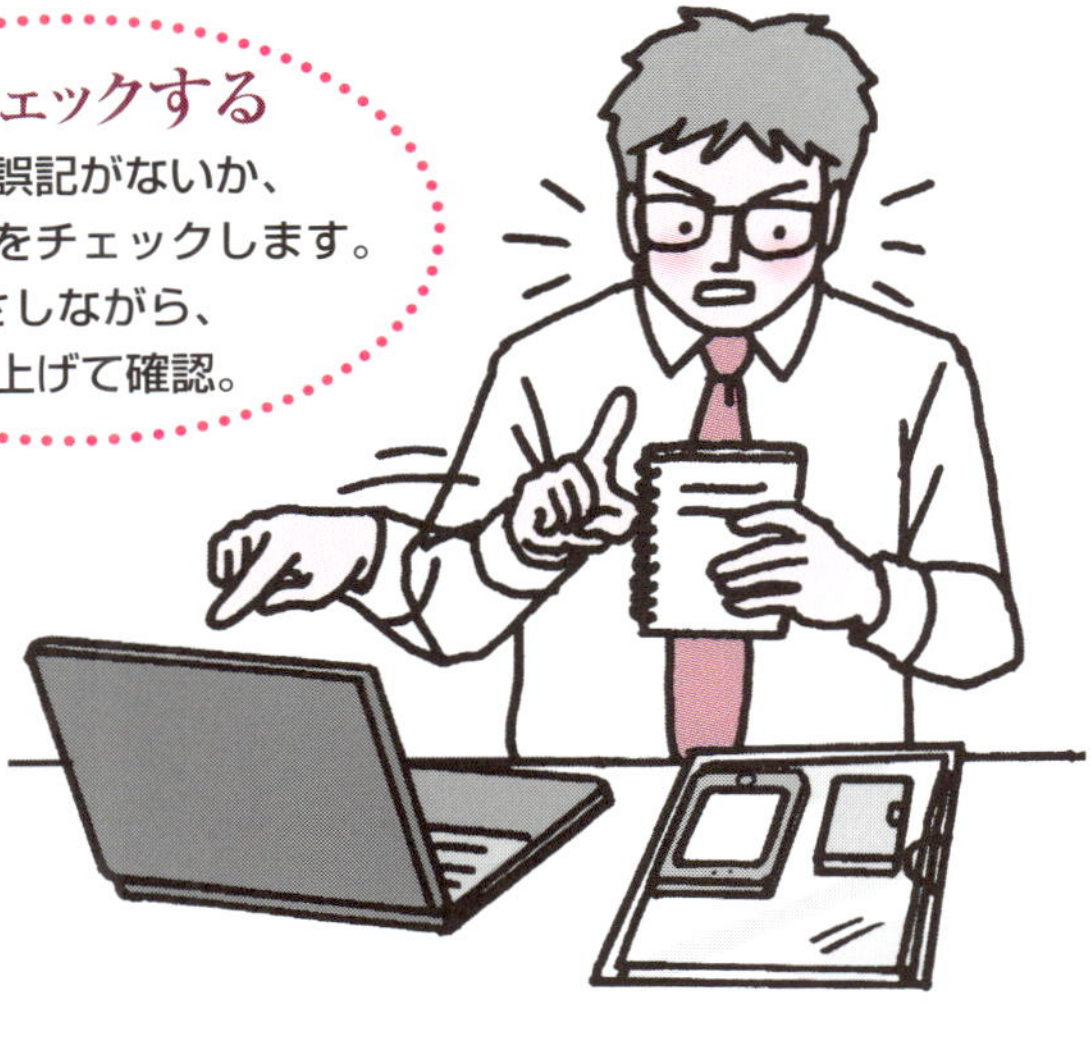

合併

パーソナリティ障害との合併も

適応障害はパーソナリティ障害とも共通点が多くあります。なかには、合併している例もみられます。この診断は困難ですが、以前からそのような症状があったかどうかに注目します。

感情が不安定

ささいなことでも大きく反応し、感情が不安定です。手のひらを返したように怒ったり、反社会的な行為をするのは、パーソナリティ障害との合併が考えられます。

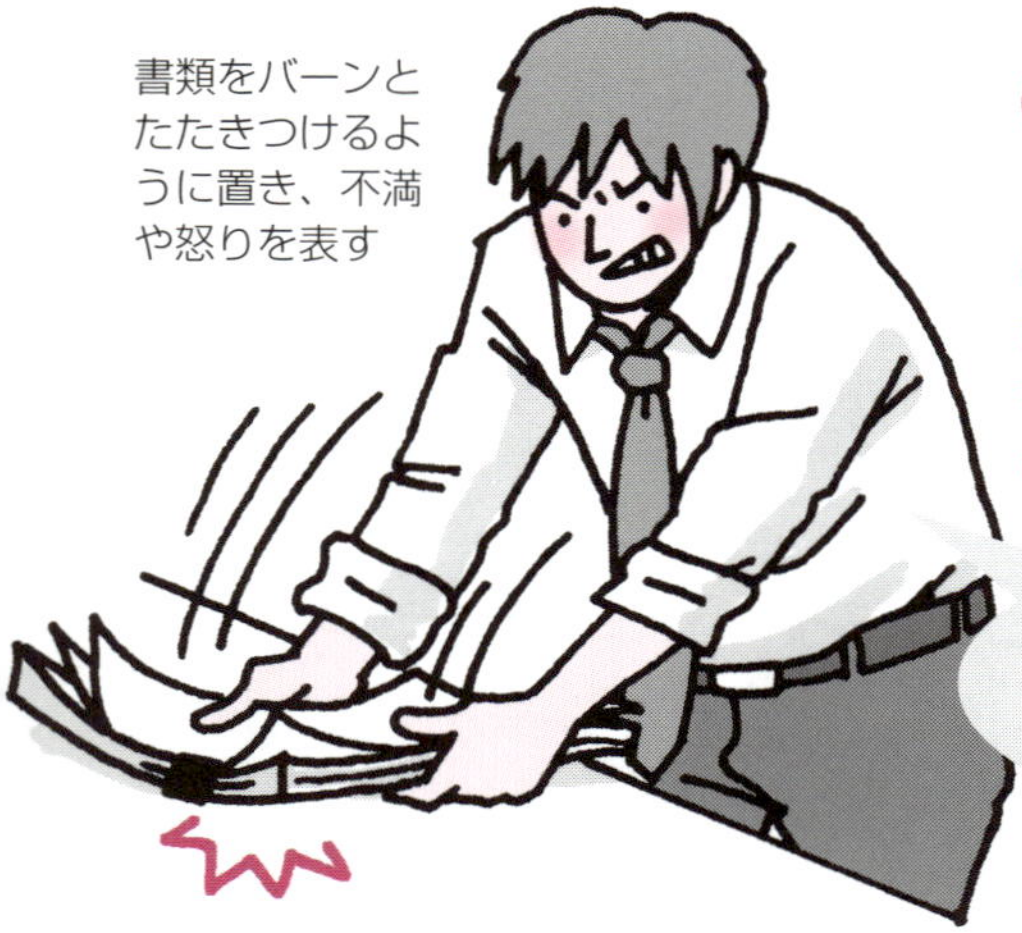

書類をバーンとたたきつけるように置き、不満や怒りを表す

周囲が驚くほどの怒りを突然表すことがある

PTSDほどストレスが強くないとき

適応障害のうち、とくにストレスの程度がPTSDの診断基準に当てはまるほど強くないものは、不全型PTSDといえます。そのような場合には、パーソナリティ障害との合併が問題になります。

発症前は周囲に過剰といえるほど適応していたのに、性格が百八十度変わったような印象です。本人もストレスに苦しみ、感情が不安定になっているとわかっていることが多いのですが、コントロールできません。

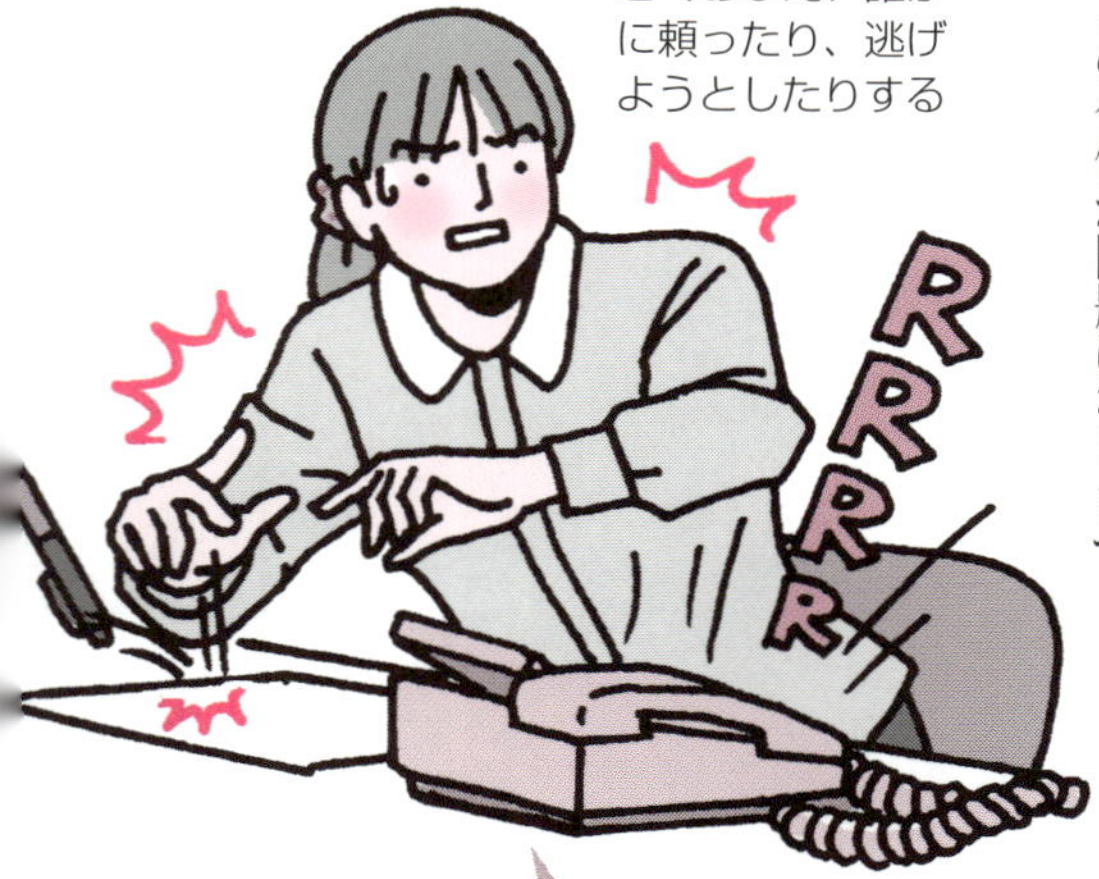

ささいなことにひどくおびえ、誰かに頼ったり、逃げようとしたりする

適応障害に合併しやすい順番

1 境界性パーソナリティ障害
2 統合失調型パーソナリティ障害
3 自己愛性パーソナリティ障害
4 反社会性パーソナリティ障害

パーソナリティ障害

パーソナリティ障害は、できごとの解釈のしかた、感情、対人関係、衝動のコントロールに偏りが現れます。およそ10タイプありますが、適応障害と合併することが多いのは、主に4タイプです。

人間関係にさまざまなトラブルが発生

統合失調型パーソナリティ障害

風変わりな言動をする。
自分はテレパシーができるなど、
奇妙で非現実的な考え方をする。
過剰な社会不安があり、想像を広げ、
恐怖にとらわれる。
迷信や第六感を信じ込む。
疑い深く、細部にこだわりすぎる。
人との関係を築くのが苦手で、
家族以外に親しい友人や
信頼できる人がいない。

自己愛性パーソナリティ障害

自分を特別な人間だと思っている。
自己を誇大化してでも賞賛を求める。
他者への思いやりに欠け、不当に利用
したり、傲慢な態度で接するため、
人間関係に支障を来す。
他人に嫉妬したり、他人が自分に
嫉妬していると思い込む。
一方で、見捨てられることを
おそれ、他人に
依存しようとする。

境界性パーソナリティ障害

感情が激しく乱高下し、不安定。
賞賛した相手を、手のひらを
返したように激しく非難するなど、
周囲の人を巻き込むトラブルに
なりがち。突然、激しく怒りを
爆発させることもあり、
人間関係に支障を来す。根底に
見捨てられ不安、空虚感があり、
リストカットなど、自傷行為を
たびたび起こす。

反社会性パーソナリティ障害

18歳未満では素行症と
診断される。自己中心的・誇大的で、
人を信頼せず、うそをついたり、
責任を放棄する。仕事を続けられず、
経済的に破綻する人も。
人をだましたり、逮捕されるような
違法行為に及ぶことも多い。
良心の呵責を感じることはなく、
怒りやすく、
他人を攻撃する。

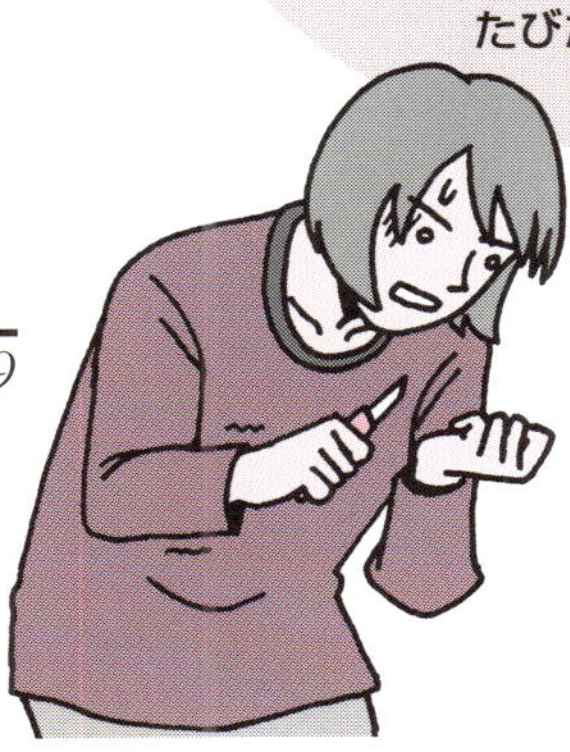

詳しく知りたい方は講談社健康ライブラリーイラスト版『パーソナリティ障害　正しい知識と治し方』（市橋秀夫監修）をご覧ください。

治療方針

まず原因のストレスをつきとめる

適応障害の治療は、精神療法を主に生活療法を組み合わせ、症状によっては薬物療法を併用していきます。まず、原因になったストレスを明らかにするところから始めます。

治療は2本柱

適応障害は、治る病気です。薬物療法を併用しながら、精神療法をおこないます。ストレス耐性を上げるために、生活療法も必要です。

薬物療法
抑うつ、不安を軽減する。不眠の改善、気持ちの安定も

精神療法
医師やカウンセラーとのカウンセリングで進めていく

目的
なにかのできごとがあっても、それをストレスと感じるかどうかは本人しだい。ものごとの受け取り方を変えることで、今までのストレスが、ストレスでなくなる

生活療法（→P88）

ストレスがわかれば対応は三通り

まず、発症の原因になったストレスを明らかにします。

原因のストレスがわかったら、解決するための行動を起こします。解決できないストレスなら、受け止め方を変えることで、気持ちを楽にしていきます。簡単なことではありませんが、徐々に回復をめざします。一方、薬物療法で、現在現れている症状を軽減します。加えて生活療法で日常生活のリズムをととのえます。

治療の目的は、社会生活が送れるようにすることです。医師に治してもらうのではなく、自分で治していく意識が大切です。

夫在宅症候群

定年後に夫がずっと家にいるために、妻が適応障害に至るというもの。夫が在宅していることがストレスなのだが、なかなか解決はむずかしい。夫は趣味やボランティアなどで外に出るようにし、妻は夫の在宅をストレスに感じないように、精神療法をおこなう。

ストレス対応

適応障害は、ストレスが原因の病気ですから、ストレスを除くことがいちばんの治療になります。

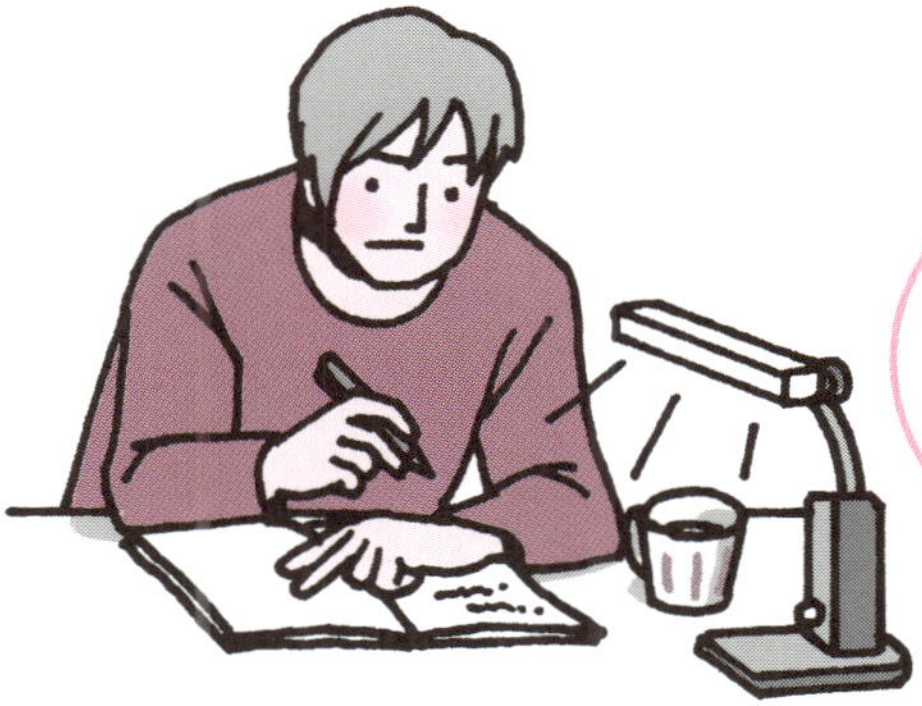

原因となりそうなできごとをノートに書いてみる。整理するうちに、おおもとのストレスが別だったと気づくこともある

書き出してみる
3ヵ月以内に、大きな環境の変化はなかったか。頭の中であれこれ考えるより、書き出してみるほうがよくわかる

→ **そのストレスは解決可能なもの？**

- YES → **なんらかの行動を起こす** → 相談、話し合いを、同僚、上司、家族、教師などと。ストレスを物理的になくす方法を探す（環境を変える）
- NO → **ストレスの受け止め方を変える** → **精神療法**

つらい症状があるなら → **受診**
薬物療法は医師の処方が必要
→ **症状を軽減** → **薬物療法**

精神療法 ＋ **薬物療法**

災害がストレスになっている場合

東日本大震災のような大きな災害にあうと、その記憶を消すことはできません。災害に対してもっていた評価を変えていきます。ひどい災害だった→自分は今生きている→命を大切にしよう。評価が変わるにつれ、つらい感情も薄れてきます。

こうした心理的な経過をたどるには、専門家の治療だけでは不十分で、専門家以外の支えが必要です。被災者どうし、あるいは家族や友人の絆を感じられることが、回復の大きな力となるでしょう。

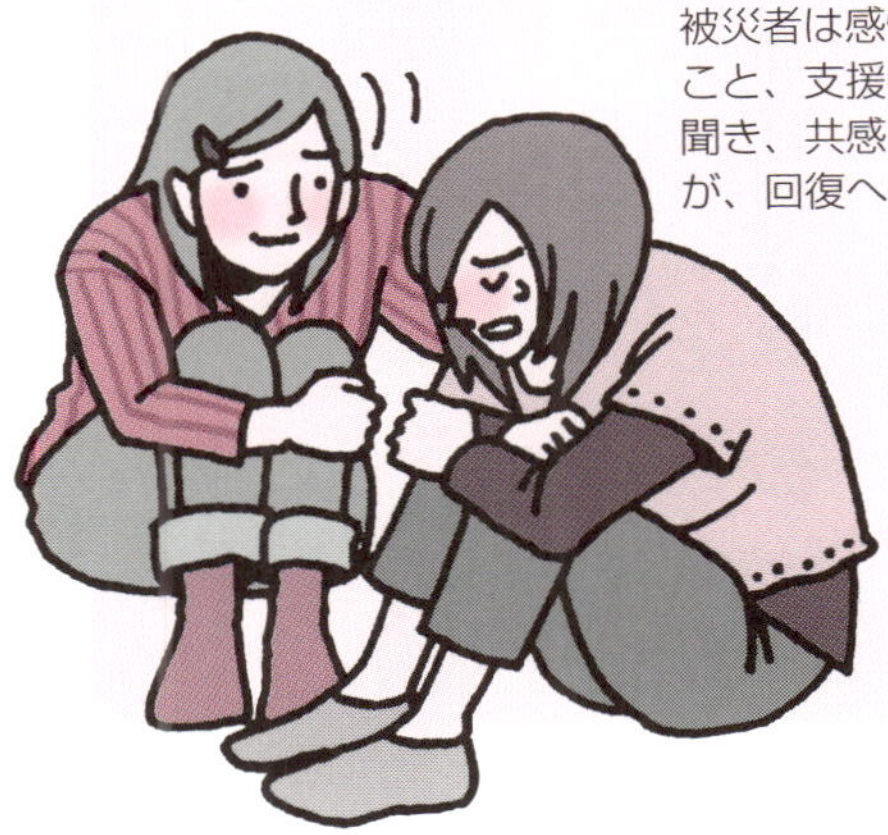

被災者は感情を表すこと、支援者は話を聞き、共感することが、回復への道筋に

不安、抑うつを軽減させる薬と使い方

適応障害の薬物療法は根本治療ではありませんが、症状が軽減されると、日常生活が送れるようになります。不安や抑うつが強くてつらいときには、主に抗不安薬や抗うつ薬を使います。

抗不安薬と抗うつ薬を使う

不安や抑うつには抗不安薬や抗うつ薬を使います。ただ、抗不安薬も抗うつ薬も睡眠薬も抗精神病薬も、それぞれ三種類以上処方することは禁じられるようになりました＊。

抗うつ薬の副作用

頭痛、吐き気、めまいなど。その他、それぞれの副作用がある。

●SSRI：アクティベーション症候群（イライラ、興奮、衝動性が高まる）には要注意。

●SNRI：排尿困難、高血圧など。イフェクサーは吐き気が起きやすい

●三環系、四環系：口の渇き、手の震えなど。緑内障、前立腺肥大のある人は必ず医師に申し出る

●NaSSA：眠気、倦怠感、便秘など。セレギリン（パーキンソン病の薬）とは併用不可

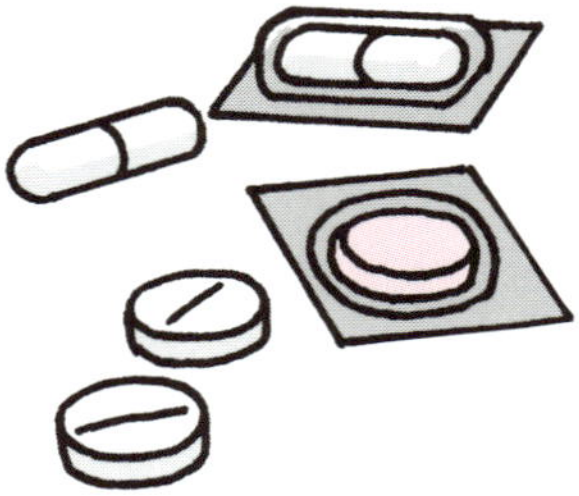

抗うつ薬

抑うつを改善するだけでなく、不安感も軽減します。効果が出るまでに時間がかかる薬が多い一方で、副作用はすぐ現れます。服用を勝手にやめないこと。三環系、四環系に代わり、現在はSSRIが主流。SNRIやNaSSAも使います。

使用する薬の例	
SSRI	デプロメール、ルボックス（フルボキサミン） パキシル（パロキセチン） ジェイゾロフト（セルトラリン） レクサプロ（エスシタロプラム）
SNRI	トレドミン（ミルナシプラン） サインバルタ（デュロキセチン） イフェクサー（ベンラファキシン）
三環系	イミドール、トフラニール（イミプラミン） アナフラニール（クロミプラミン） アモキサン（アモキサピン）
四環系	ルジオミール（マプロチリン）
NaSSA	リフレックス（ミルタザピン）
その他	アビリット、ドグマチール（スルピリド） レスリン（トラゾドン）

商品名を挙げた。（　）内は一般名

＊詳しくは医師や薬剤師にお尋ねください。

抗不安薬

適用が広く、多くの種類があります。できるだけ長時間作用型の薬を使用します。短時間作用型の薬をくり返し使用すると、依存の危険性が大きくなります。

	使用する薬の例
短	グランダキシン（トフィソパム） リーゼ（クロチアゼパム） デパス（エチゾラム）
中	レキソタン（ブロマゼパム） ワイパックス（ロラゼパム） ソラナックス、コンスタン（アルプラゾラム）
長	セルシン、ホリゾン（ジアゼパム） セパゾン（クロキサゾラム） リボトリール、ランドセン（クロナゼパム）
超長	メイラックス（ロフラゼプ酸エチル） レスタス（フルトプラゼパム）

抗不安薬の副作用

眠気、倦怠感、注意力低下など。服薬中は車の運転はできない。使用を突然やめると、吐き気、耳鳴り、けいれんなど離脱症状が現れることがある

短：短時間作用型、中：中時間作用型、長：長時間作用型、超長：超長時間作用型

睡眠薬

入眠障害、覚醒障害（目覚めが悪い）の人には超短時間型や短時間型、熟眠障害には中時間型を使用します。

	使用する薬の例
超短	ロゼレム（ラメルテオン）☆ マイスリー（ゾルピデム）☆ ハルシオン（トリアゾラム） アモバン（ゾピクロン）☆ ルネスタ（エスゾピクロン）☆
短	レンドルミン（ブロチゾラム） ロラメット、エバミール（ロルメタゼパム） リスミー（リルマザホン）
中	ベルソムラ（スボレキサント）☆ ロヒプノール、サイレース（フルニトラゼパム） ベンザリン、ネルボン（ニトラゼパム） ユーロジン（エスタゾラム）

安全性の問題は

依存性の問題があるので、ベンゾジアゼピン系は長期使用や頻用を避ける。非ベンゾジアゼピン系(☆)のうち、安全性が高く、おすすめなのは2つ。睡眠リズムをつくるメラトニンに作用するラメルテオンと、覚醒を保つオレキシンを弱めるスボレキサント

超短：超短時間型、短：短時間型、中：中時間型

薬物療法②

気分を安定させる薬と使い方

気分を安定させるには、文字どおり気分安定薬を使います。また、抗精神病薬には、不安・抑うつを軽減する作用もあり、鎮静のために処方することがあります。

気分安定薬

主に双極性障害に使用する薬です。ささいなことに大きく反応するような、気分の不安定さを鎮めます。

使用する薬の例

リーマス（リチウム）
テグレトール、テレスミン
（カルマバゼピン）
デパケン、バレリン
（バルプロ酸）

＊

ラミクタール
（ラモトリギン）
エクセグラン
（ゾニサミド）
ガバペン（ガバペンチン）

他の精神疾患に使う薬を処方することも

適応障害という病名より、症状のほうに目を向けて、気分安定薬や抗精神病薬など、他の病気の薬を処方することもあります。

症状が激しいとき、長引くときなど、患者さんの状態に合わせて処方します。薬の種類も量も、まさにさじ加減なのです。

エクセグラン

双極性障害に用いられることがあり、感情調整効果、抗うつ効果がある。不安・抑うつ発作が消えた例も。重い皮膚症状が出ることがあるので、服用は指示どおりに。ただし、健康保険適用はないので確認を（ガバペンも同様）

ラミクタール

双極性障害、てんかん予防の薬。抗うつ効果がある。とくに若い人で、軽い躁状態がある不安・抑うつに効く。難治性うつ病に効いた報告もある。ただし、高率で皮膚症状の副作用がある。スティーブンス・ジョンソン症候群（発疹に加えて高熱、だるさ、目の充血、唇のただれ、のどの痛みが現れ重篤になる）が約50人に１人の率で現れる

気分安定薬の副作用

双極性障害にはリチウムがもっとも多く処方される。消化器症状、体重増加、震えなど。大量に摂取すると脳や臓器の中毒症状、甲状腺の機能低下。バルプロ酸には白血球減少、カルマバゼピンには生命にかかわる副作用もある。医師の指示を厳守して服用する

	使用する薬の例
非定型	リスパダール（リスペリドン） ルーラン（ペロスピロン） エビリファイ（アリピプラゾール） ジプレキサ（オランザピン） ロナセン（ブロナンセリン）
定型	セレネース（ハロペリドール） コントミン（クロルプロマジン） フルメジン（フルフェナジン）

抗精神病薬

主に統合失調症に使用する薬ですが、不安や抑うつを軽減する目的で使うことがあります。かつてのタイプを定型、新しいタイプを非定型と呼んでいます。

ブロナンセリン

ロナセンの服用後に光トポグラフィーで検査をしたところ、前頭葉の血流が増えていた。不安や抑うつの軽減につながる（→ P76）

ハロペリドール

最初は多めに処方して、徐々に薬を減らしていく。とくに不安や感情過敏性の軽減に強力な作用をもつ

抗精神病薬の副作用

●非定型：錐体外路性副作用（下記）はないが、肥満の副作用があるので、糖尿病の人には使えない
●定型：手の震え、筋肉のこわばり、手や足が勝手に動いてしまう、足がムズムズするなどの副作用（錐体外路性副作用）がある

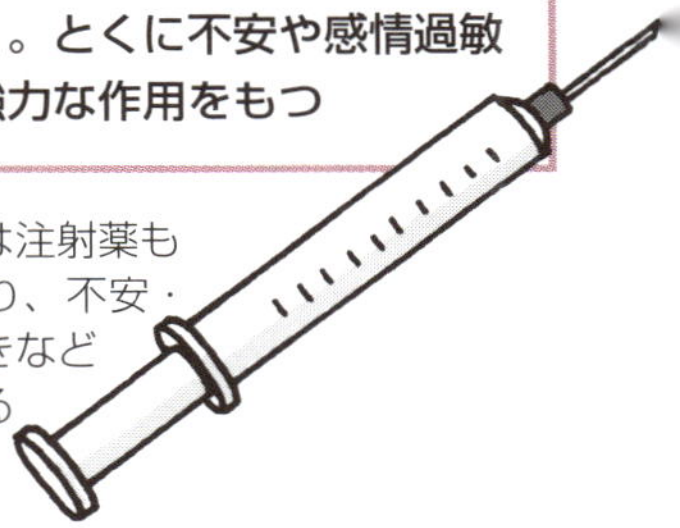

ハロペリドールは注射薬もある。興奮したり、不安・抑うつ発作のときなどに、即効性がある

注意

①薬を勝手にやめない

それまで服用していた薬を突然飲まなくなるのは危険です。症状が再発しやすいだけでなく、それまで効果を得られていた量では足りなくなったり、断薬による副作用が出たりすることがあります。

症状がなくなって、薬がいらないと思ったら、必ず医師に相談してください。

②他に服用している薬を報告する

他の病気で飲んでいる薬や、今までかかっていた病院で飲んでいた薬があれば、おくすり手帳を示すなどして、医師に伝えてください。サプリメントも同様です。

一緒に飲んではいけない薬や、同じ効果をもつ薬が重複することがあります。薬の名前がわからなければ、実物を持参しましょう。

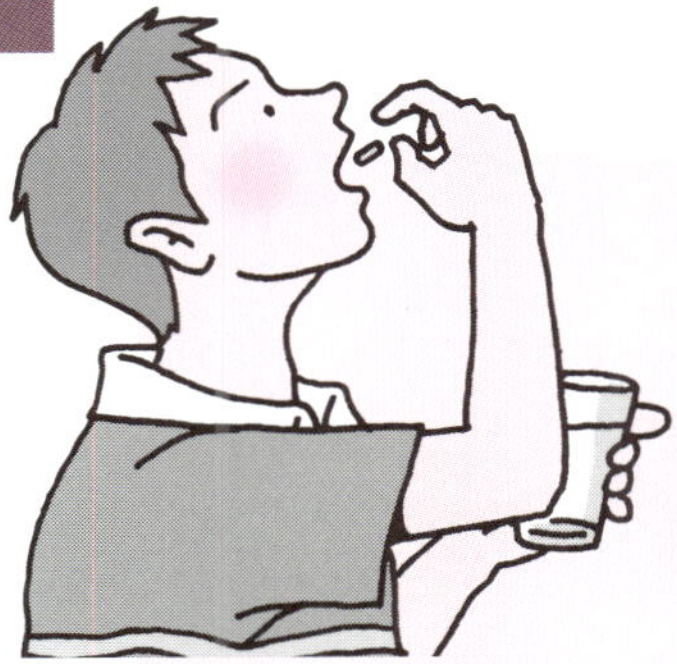

症状に合った薬を、医師の指示どおりに飲む

COLUMN

脳の前頭葉の血流が増えると、不安や抑うつが消える!?

こころの病は、前頭葉の機能と関係がある

人間の脳の前の部分、おでこのあたりにある前頭葉は、感情、抑制、想像、意欲など、人間らしい精神活動をつかさどる部分です。事故やケガで前頭葉が損傷を受けると、さまざまな症状が現れます。注意が持続せず、怒りっぽくなります。意欲が失せ、自発的な行動や臨機応変の対応がとれなくなります。

こころの病では、感情がコントロールできなくなることがあり、前頭葉の機能となんらかの関係があると考えられます。

薬を飲んだら前頭葉の血流が増えた

抗精神病薬のロナセンという薬を服用して、光トポグラフィーで検査をしたところ、前頭葉の血流が増えていました。抗精神病薬には不安や抑うつを軽減する作用があります。前頭葉の血流が増えると、不安や恐怖がなくなるとも考えられます。パニック症の患者さんでは、前頭葉の血流が減少していることもわかっています。

血流の量が精神活動にどのようにかかわっているか、まだわからないことは多くありますが、検査の結果は注目に値します。また、前頭葉の血流不足にならないような手段がないか、研究が進むことも待たれます。

現在、光トポグラフィーで、うつ病、統合失調症、双極性障害がほぼ鑑別できるところまで、研究が進んでいます。

ロナセンで前頭葉の血流が増加

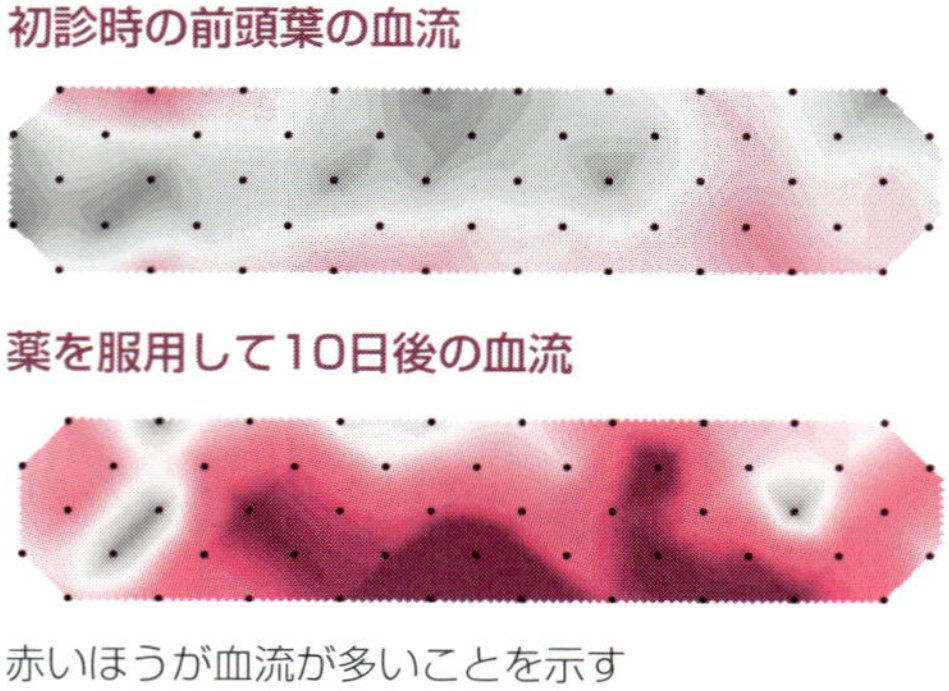

赤いほうが血流が多いことを示す

5

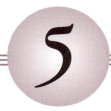

精神療法と生活療法で再スタート

根本的に治すためには、薬物療法だけでは不十分です。
精神療法で、ものごとのとらえ方を変え、
ストレスにじょうずに対処できるようにしていきます。
生活療法では、日常生活のリズムをととのえます。
回復のために、これまでの自分をリセットし、再スタートを切りましょう。

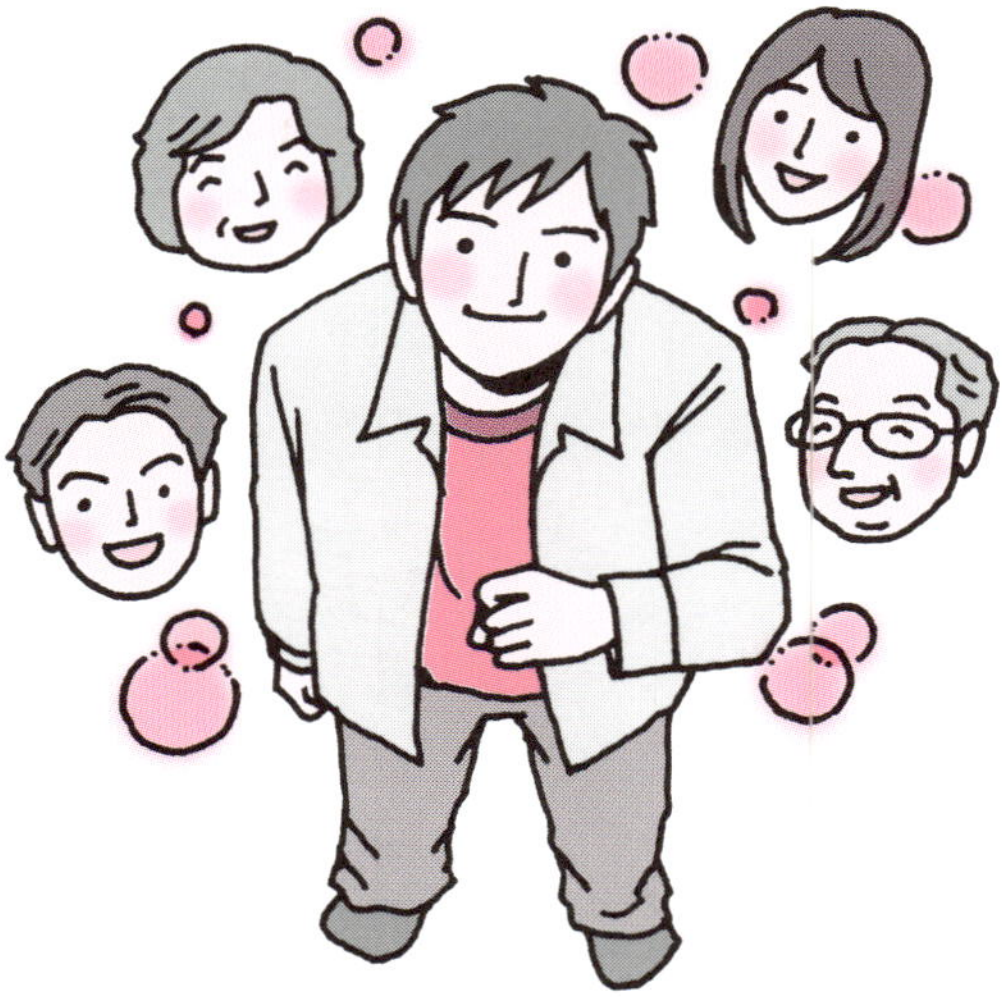

精神療法①

カウンセリングを中心に

適応障害の治療はカウンセリングなどの精神療法と、ストレス対処が中心となります。患者さんや状況に合わせて、家族療法や集団療法、そのほか補助的な方法も検討します。

問診だけで軽快することもある

適応障害では、専門の病院やクリニックよりも、プライマリーケアクリニックを受診する人が多いようです。プライマリーケアクリニックでの問診だけで軽快することもあります。

会社員なら産業医や産業カウンセラー、学生ならスクールカウンセラーに相談しても。病状によっては、専門の病院やクリニックに紹介してもらいます。

精神療法はカウンセリングを中心に進めます。医師、臨床心理士、カウンセラーなどの資格をもつ医療者が担当します。内容によっては保険適用でない場合もあるので、確認してください。

受診先

どこを受診したらいいか迷うなら、「ストレスで気持ちがまいっているようなのですが」などと、予め受診できるかどうか確かめるといいでしょう。

精神科

病院では精神科、精神神経科などがこころの病気を診療している。重症な場合など。ただし、受診には紹介状が必要なところもあるので、予め確認を

心療内科

元来は心身症が対象だが、最近は、こころの病全般に門戸を開いている。また、精神科のなかには、心療内科を標榜《ひょうぼう》しているところもある

メンタルクリニック

「こころのクリニック」「ハートクリニック」と標榜していることも。精神科医や臨床心理士が開業している。臨床心理士のクリニックは薬の処方ができないが、カウンセリングだけを希望するなら、受診しても

プライマリーケアクリニック

家庭医療専門医制度による総合診療科。こころの病気、身体の病気、介護や福祉など、健康に関するあらゆることに対応。総合病院や大学病院と連携しているところが多い

受診先は、インターネットや電話帳で調べるほか、地域の精神保健福祉センターに尋ねてもいい

精神療法

精神科医の問診も精神療法のひとつです。支持療法を基本に、ストレスにどのように向き合っていくかを探ります。患者さんに合わせて、補助的な療法を加えるかどうかを検討します。

生活療法

日常生活のなかで、ストレス耐性を上げたり、生活リズムをととのえたりする→P88

＋

メイン

支持療法

→P80

ストレス対処

状況に応じて

集団療法

同じ体験をした人が、相互に理解し合い共感することで治癒をめざす。孤立感や疎外感のある場合に向く

家族療法

患者さん本人だけでなく、家族も治療の対象とする。家族というシステムが病んでいるという考え方

自己主張訓練

補助的

認知療法

→P82

曝露《ばくろ》療法

→P86

情動コントロール

情動とは、怒りなどのように感情の強くて急激な動きのこと。自分で制御する方法を学ぶ

リラクゼーション

呼吸法

腹式呼吸をおこなうことで心身をリラックスさせる方法

マインドフルネス瞑想

腹式呼吸をしながら、「今、ここ」を感じる。座禅の瞑想のようなリラックス法→P84

アサーショントレーニングともいう

自己主張といっても、反論や要望を述べるだけではない。相手をほめたり、適切な断りができたり、困ったときには支援を求めたりなどの言動ができることも含む。適応障害では相手に合わせすぎることも発症の要因。アサーショントレーニングの有効性が、注目されている

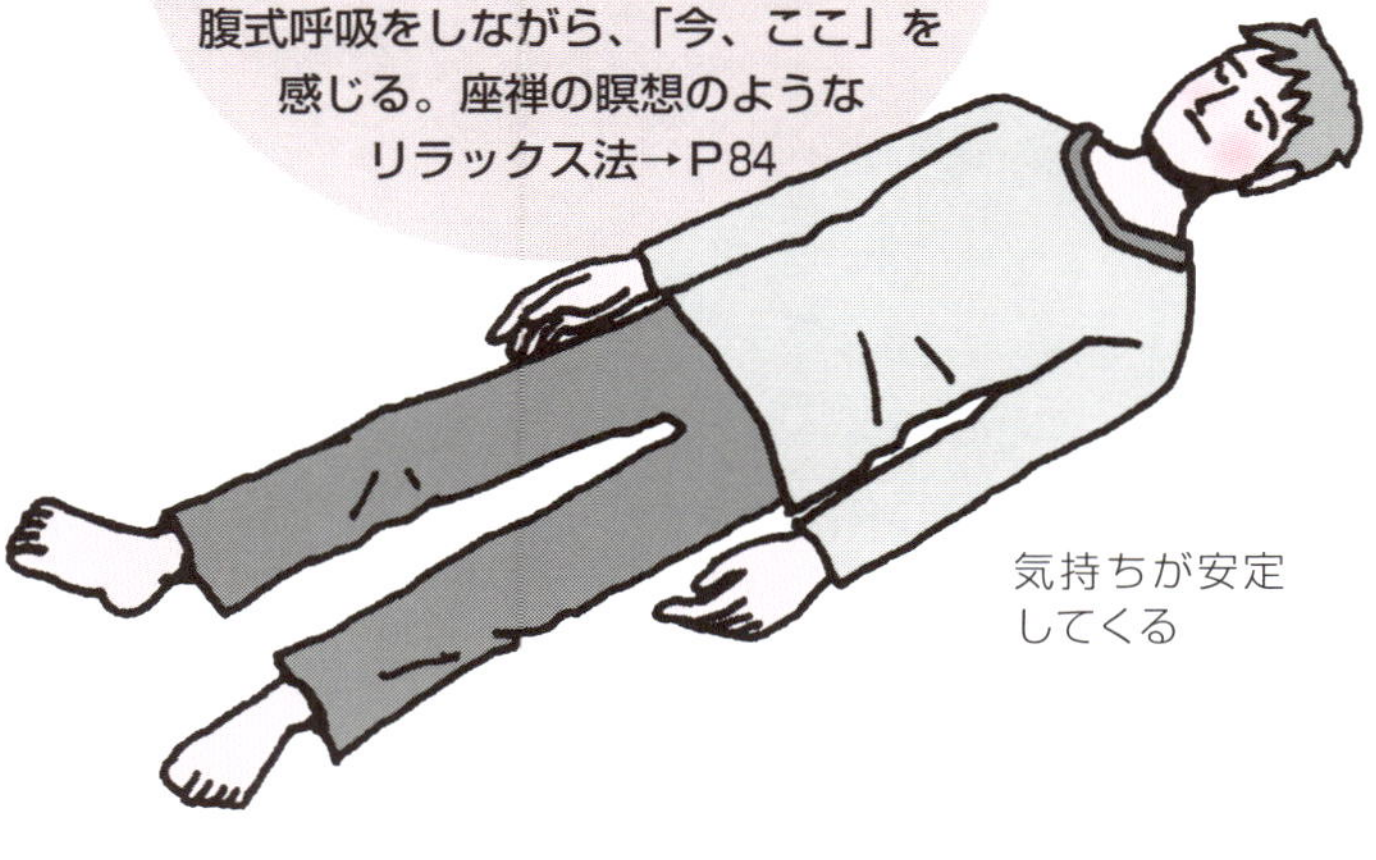

気持ちが安定してくる

自信と勇気をつける「支持療法」

支持療法は「指示」ではありません。医師やカウンセラーなどの医療者が、「○○をしなさい」という指示を出すのではなく、あくまでも患者さんの話を「支持」的に聞くというカウンセリングです。

抑うつになっていると、自分を責めるようになりがち。自尊心が低下し、冷静に見られなくなっている

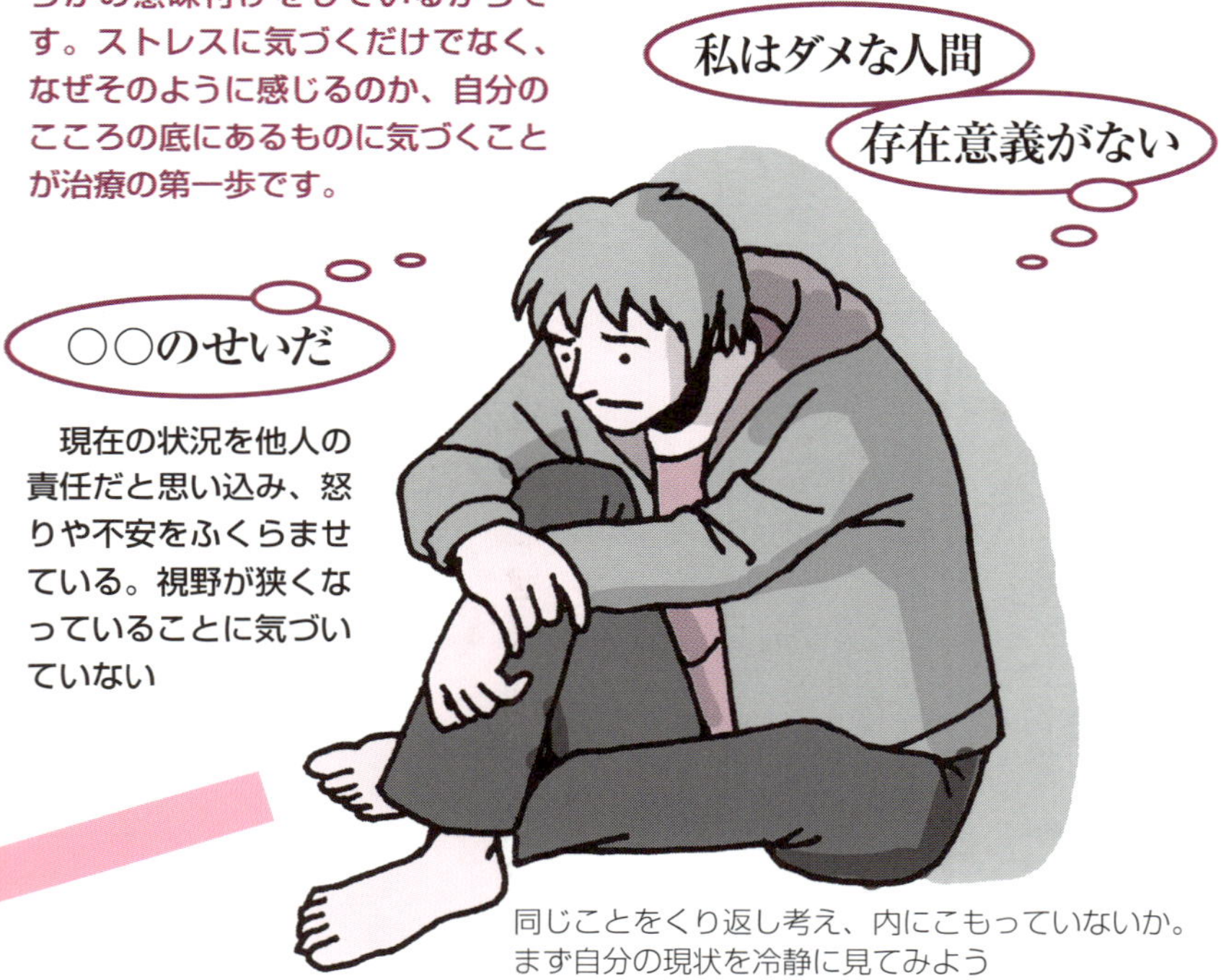
私はダメな人間
存在意義がない
○○のせいだ

現在の状況を他人の責任だと思い込み、怒りや不安をふくらませている。視野が狭くなっていることに気づいていない

同じことをくり返し考え、内にこもっていないか。まず自分の現状を冷静に見てみよう

自分を知る

気分が落ち込み、学校や会社に行けなくなるのは、自分なりに、なんらかの意味付けをしているからです。ストレスに気づくだけでなく、なぜそのように感じるのか、自分のこころの底にあるものに気づくことが治療の第一歩です。

問診は支持療法のひとつでもある

こころの病気で受診して、「精神療法をしてください」と希望する患者さんがいます。精神療法といっても特別なものばかりではありません。ふだんの問診も、精神療法の手法をもとにしていることが多く、患者さんと医師とのコミュニケーションも、カウンセリングのひとつです。

支持療法は、医師やカウンセラーなどの医療者と患者さんの会話でおこなわれます。医療者は患者さんの話に耳を傾け、受け入れ、理解し、共感したり励ましたりします。その過程で、患者さんが自らの根底にあるものに気づき、変化していくのを待ちます。

医療者は受容的なスタンスで患者さんにのぞむが、治療を進めるのは患者さんで、医療者は寄り添うガイド

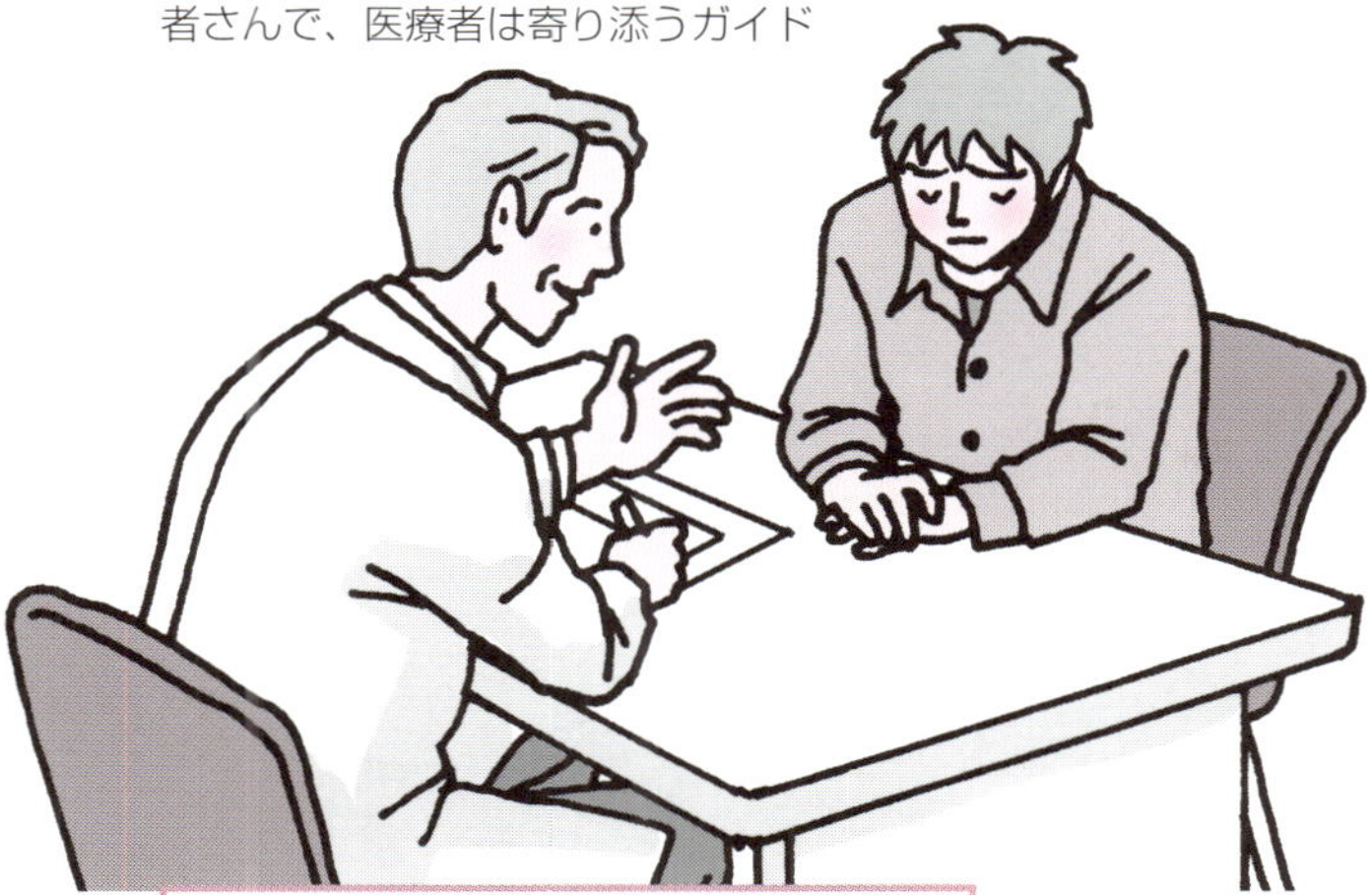

介入

医療者からの精神的な働きかけを介入という。以下のような技法がある

賞賛
患者さんのよい点を見つけてほめる

保証
医療者が信頼に足ると保証し、安心させる

勇気づけ
意欲や希望をもてるように

合理化
理論的に説明し、ものごとに新たな「意味付け」をする

助言
アドバイス。不適切な計画を止めさせることも

不安軽減
情報を提供するなど、今後の不安を予防する

ネーミング
問題に名前をつけ、コントロール可能にさせる

意識領域を広げる
無意識の感情に気づかせる

安易な励ましではない

支持療法は、患者さんの話のすべてに賛同することではない。安易な励ましやその場しのぎの共感ではなく、介入の過程で、親身なかかわりや、こころからの対応があってこそ、患者さんは勇気を得られる

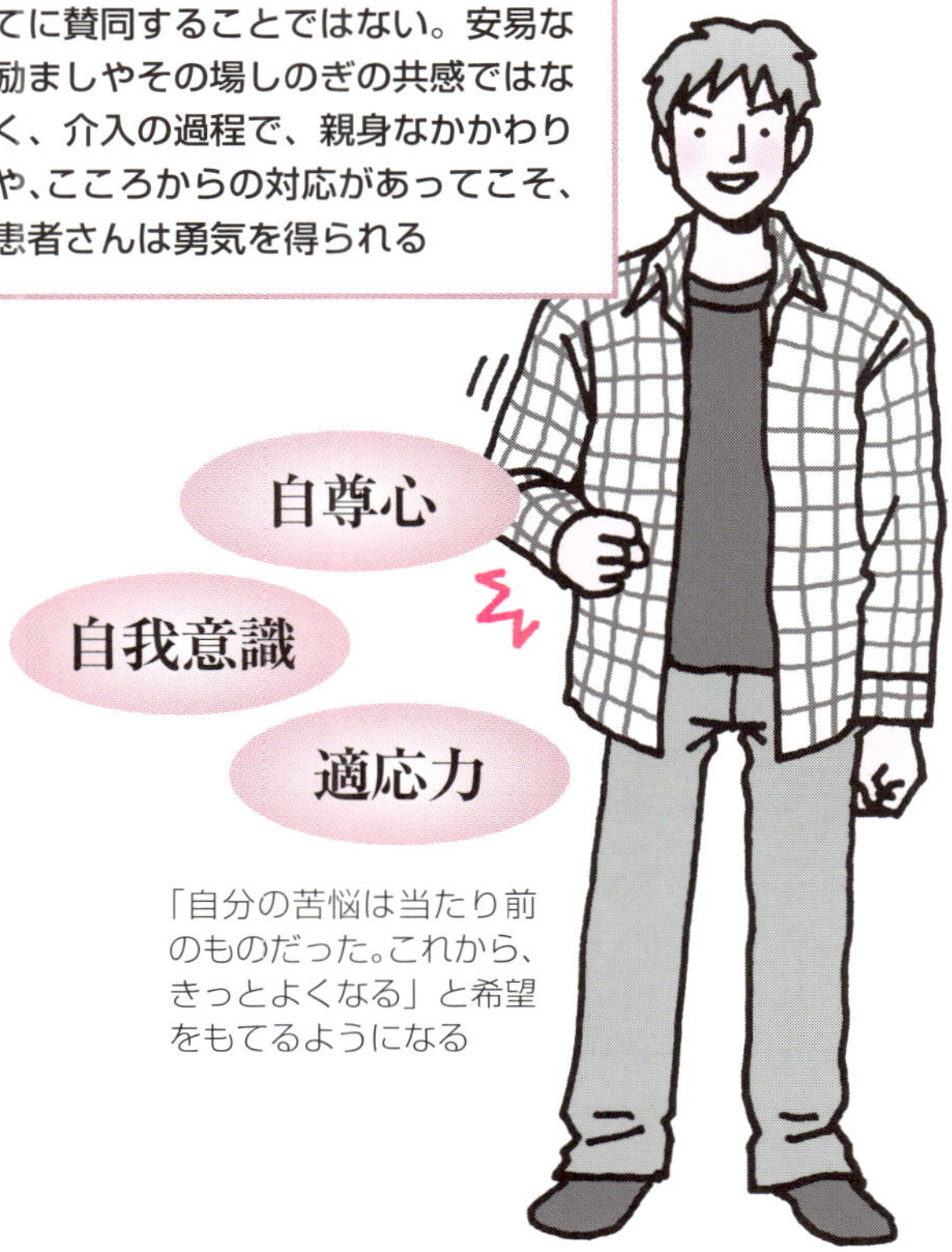

「自分の苦悩は当たり前のものだった。これから、きっとよくなる」と希望をもてるようになる

医療者への信頼感が必要

「話を聞いてくれない」「話を聞くだけでなにもしてくれない」と不満をもつ人もいる。治療法や内容に疑問をもったら勇気を出して尋ねるようにしたい。不信感をもったら、治療は進まない

精神療法③

ものごとのとらえ方を変える「認知療法」

同じ映画を見ても、人によって泣いたり怒ったりする場面が違うように、ものごとと感情は直結しているわけではありません。受け取り方によるのです。

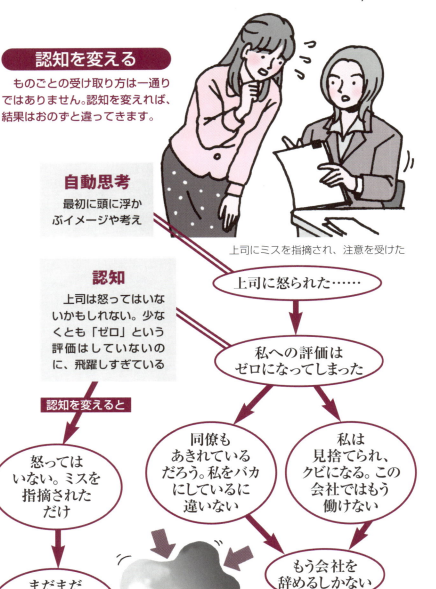

認知を変える

ものごとの受け取り方は一通りではありません。認知を変えれば、結果はおのずと違ってきます。

上司にミスを指摘され、注意を受けた

自動思考
最初に頭に浮かぶイメージや考え

上司に怒られた……

認知
上司は怒ってはいないかもしれない。少なくとも「ゼロ」という評価はしていないのに、飛躍しすぎている

私への評価はゼロになってしまった

同僚もあきれているだろう。私をバカにしているに違いない

私は見捨てられ、クビになる。この会社ではもう働けない

もう会社を辞めるしかない

私は世の中にいらない人間だ

認知を変えると

怒ってはいない。ミスを指摘されただけ

まだまだ挽回のチャンスはある。次は気をつけよう

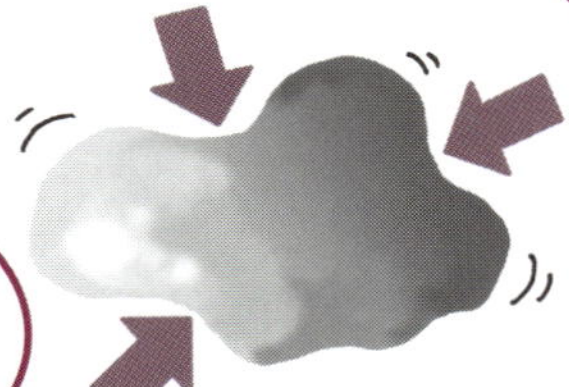

見方を変えれば、ものごとには白でも黒でもない、グレーの部分があると気づける

認知の変え方

　つらいできごとがあったとき、ノートに、気分や思いを書きます。それぞれを客観的に検証するうちに、認知が変わってきます。本格的に取り組むなら、「状況・気分・自動思考・根拠・反証・適応的思考・気分の変化」の項目を立てて整理します（コラム法という）。

書いてみる内容

【どう思っているのか】

- 私の人格まで否定した
- これはいじめではないか
- 私はすごく怒っている
- 私をバカにするようなことを言った
- 私の言うことに耳をかさない
- あの人とはもう二度と口をきかない
- いや、もう会社を辞めてやる

こう思う証拠はある?
客観的に採択可能な証拠はあるか

ほかの見方はないか
そのできごとに対して、別の人が考える例を挙げてみる

白黒思考ではないか
白か黒かの極端な考え方をしていないか。いつもそうだと決めつけていないか

この先どうなる
そのようにしても、仕事ができるか

感情にふりまわされていないか
怒りから、極論を導いていないか

こんなふうにも思える

- 私のすべてを否定したわけではない
- 仕事上、必要があって言ったことかもしれない
- 悪意から出た言葉ではなさそうだ

ストレスは受け取り方しだい

　なにかのできごとに対したとき、自然に頭に浮かんでくる考えがあります。それを「自動思考」といいますが、その次にどういう判断をするかが「認知」です。

　なにかがあって「いやだな」と思っても、次に「どうしようか」と考えるか、「絶対に許せない」と考えるかで、その後のストレスは大きく変わってくるのです。

　自分の認知のしかたを変えるのが、認知療法です。

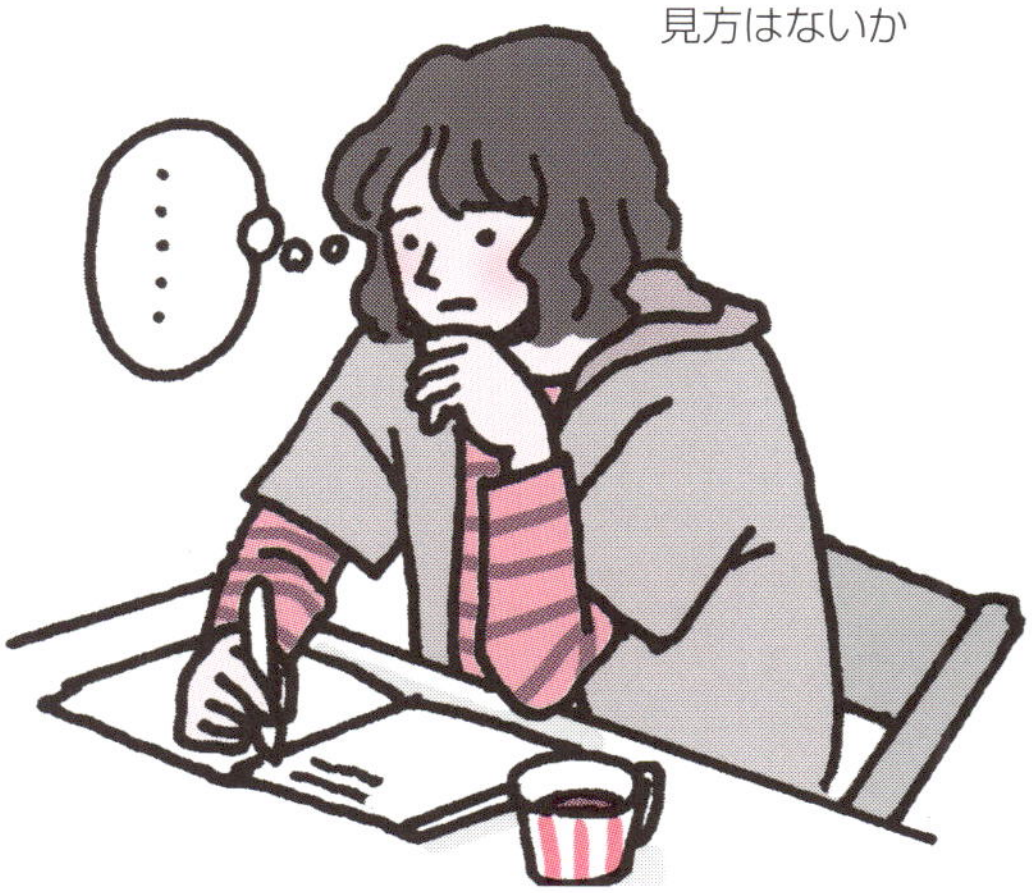

同僚にひどいことを言われたと落ち込んだが、ほかの見方はないか

精神療法④

こころをととのえる「マインドフルネス瞑想」

不安や抑うつを軽減するには、マインドフルネス瞑想がおすすめです。「今、ここ」に集中することで、過去のつらさや未来への不安から解き放たれます。

自分でできるストレス解消法

不安や抑うつは、過去の失敗への後悔や、不確かな未来への悪い予測から生まれます。マインドフルネス瞑想は、「今、ここ」にいる自分に集中する瞑想法です。

適応障害のなかでも、とくに不安や抑うつを伴うタイプに、高い効果を発揮します。

呼吸をととのえ、静かに気持ちを落ち着けて、今、ここにいる自分だけを感じるようにします。雑念が浮かんでくるでしょうが、その一つひとつにとらわれず、やりすごします。ほかのことを考えそうになったら、呼吸に集中します。やがて、こころの落ち着いた自分を感じるでしょう。

マインドフルネスの3大機能

マインドフルネスには、3つの大きな機能があり、それらが統合されて、自己統制がとれるようになっていきます。自己を正しく認識し、苦手なことも受け入れることができるようになれば、こころがととのってきます。

自己統制

①気づき——注意制御

今この瞬間を感じるだけで、雑念にとらわれずにやりすごします。考えすぎていた自分にも気づくでしょう。

不安や怒りは過去へのとらわれ。しかも、相手にあるのではなく、自分のこころがつくりだしているもの。

②情動調節

不安や怒りなどをコントロールできるようになります。イライラや落ち込み、根拠のない不安感などが改善されます。

多くの場合、20分間の瞑想を50回ほどおこなえば、感情のコントロールが自然にできるようになります。

③自己認識

ネガティブな感情に支配されているのは、本来の自分ではないはず。自分はどんな人間だったのか、正しく認識します。

マインドフルネス瞑想は、マインドフルネスのひとつ

マインドフルネス瞑想のやり方

静かな気持ちで座り、腹式呼吸をしながら瞑想します。座っておこなうマインドフルネス瞑想は、まさに座禅です。

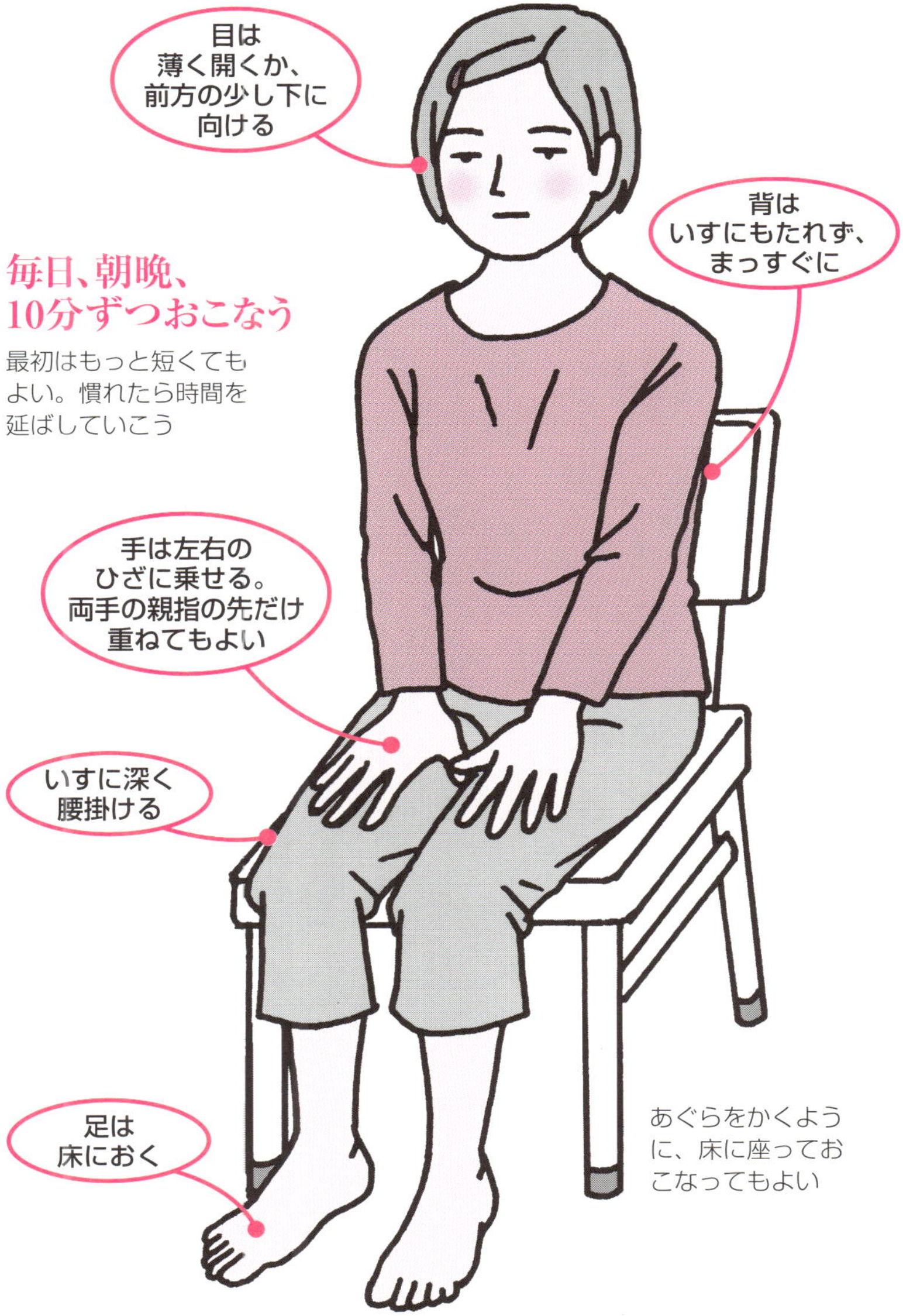

目は薄く開くか、前方の少し下に向ける
背はいすにもたれず、まっすぐに
手は左右のひざに乗せる。両手の親指の先だけ重ねてもよい
いすに深く腰掛ける
足は床におく

毎日、朝晩、10分ずつおこなう

最初はもっと短くてもよい。慣れたら時間を延ばしていこう

あぐらをかくように、床に座っておこなってもよい

呼吸に集中する

2つの集中法がある
- 鼻腔に注意を集中する
- おなかが膨らんだ、へこんだという感覚に集中する

↓

「今」を感じる

今、自分がどういう状態か、体とこころのありようをじっくり感じる。周囲の音、風など、ありとあらゆる「今」を感じる

↓

評価しない

ほかのことがこころに浮かんでも、そのことを考えない。例えば、「暑い」と感じても「上着を脱ごうか」などと考えないで、「ああ、今、暑いと感じているな」と受け止める

↓

受け入れる

ありのままはよしとして受容する

精神療法⑤

慣れの効果を期待する「曝露療法」

曝露療法は認知療法のひとつで、ＰＴＳＤや不安・恐怖症の治療に多く用いられます。適応障害のうち、不全型ＰＴＳＤといえるタイプに有効なことがあります。

ストレスに向き合う

つらいできごとは思い出すのもいやだと逃げていては、事態は少しも改善しません。

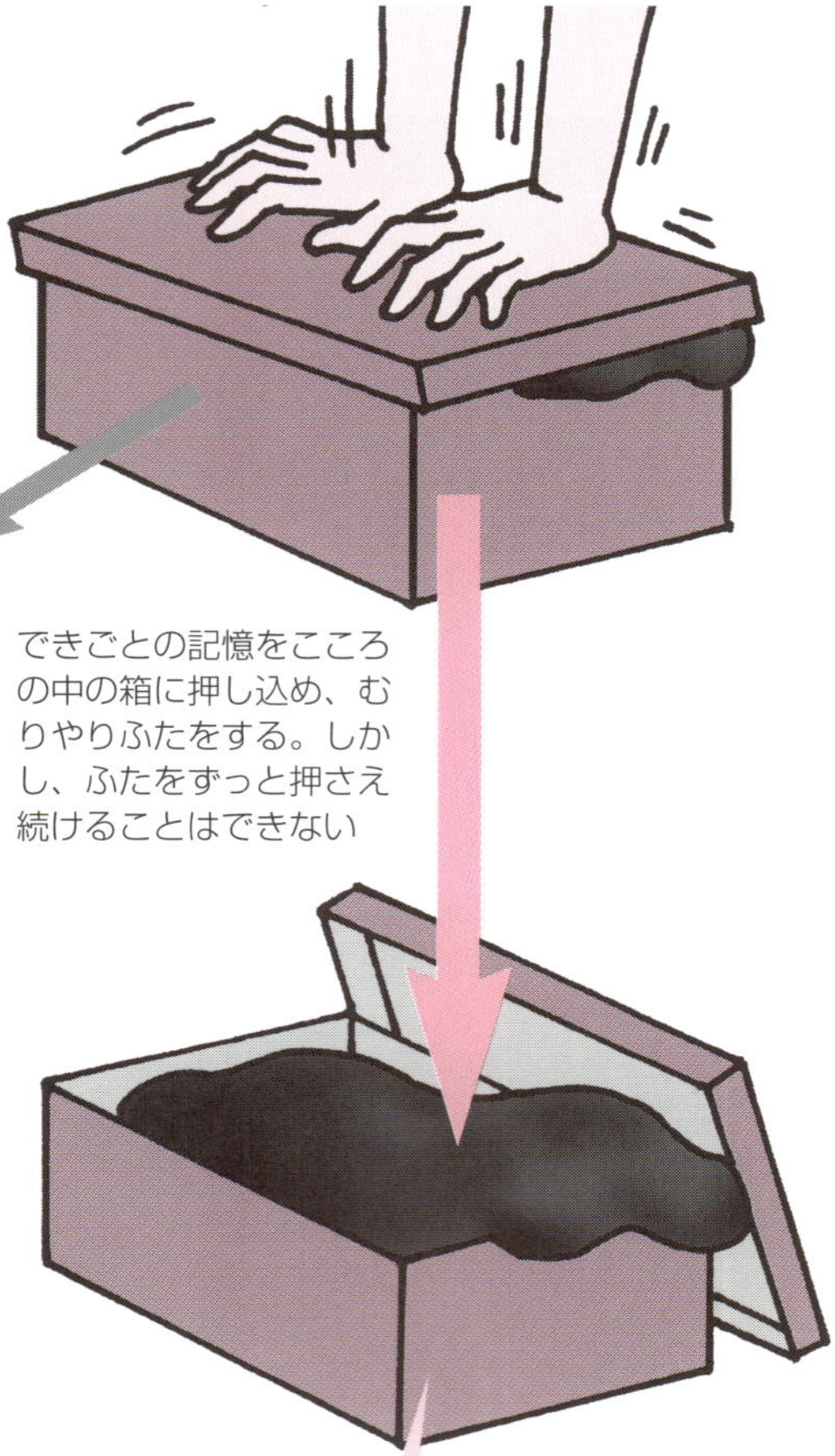

できごとの記憶をこころの中の箱に押し込め、むりやりふたをする。しかし、ふたをずっと押さえ続けることはできない
思い切ってふたをはずし、中に入っているものをよく見よう

つらい記憶が漏れ出してくる

ふたを押さえる力が弱まり、中から記憶が漏れてくる。あまりに力を入れてふたを押さえたために箱がこわれることも

↓

苦しむ結果に

記憶を少しずつ思い出してはおびえたり傷ついたりする

曝露療法は

- 不安や恐怖の軽減に向く療法
- 怒りの軽減には向かない
- できるだけ長時間続けるほうが効果が得られる
- がまんする力が必要

逃げていては本当の回復はない

適応障害の人はストレスがあると逃げる傾向があります。たしかにストレスに向き合うのは苦痛ですが、いつまでも逃げていては解決しません。一時的な安心を得られても、同様のストレス状況になったら、また発症するでしょう。

曝露療法は、あえてストレス状

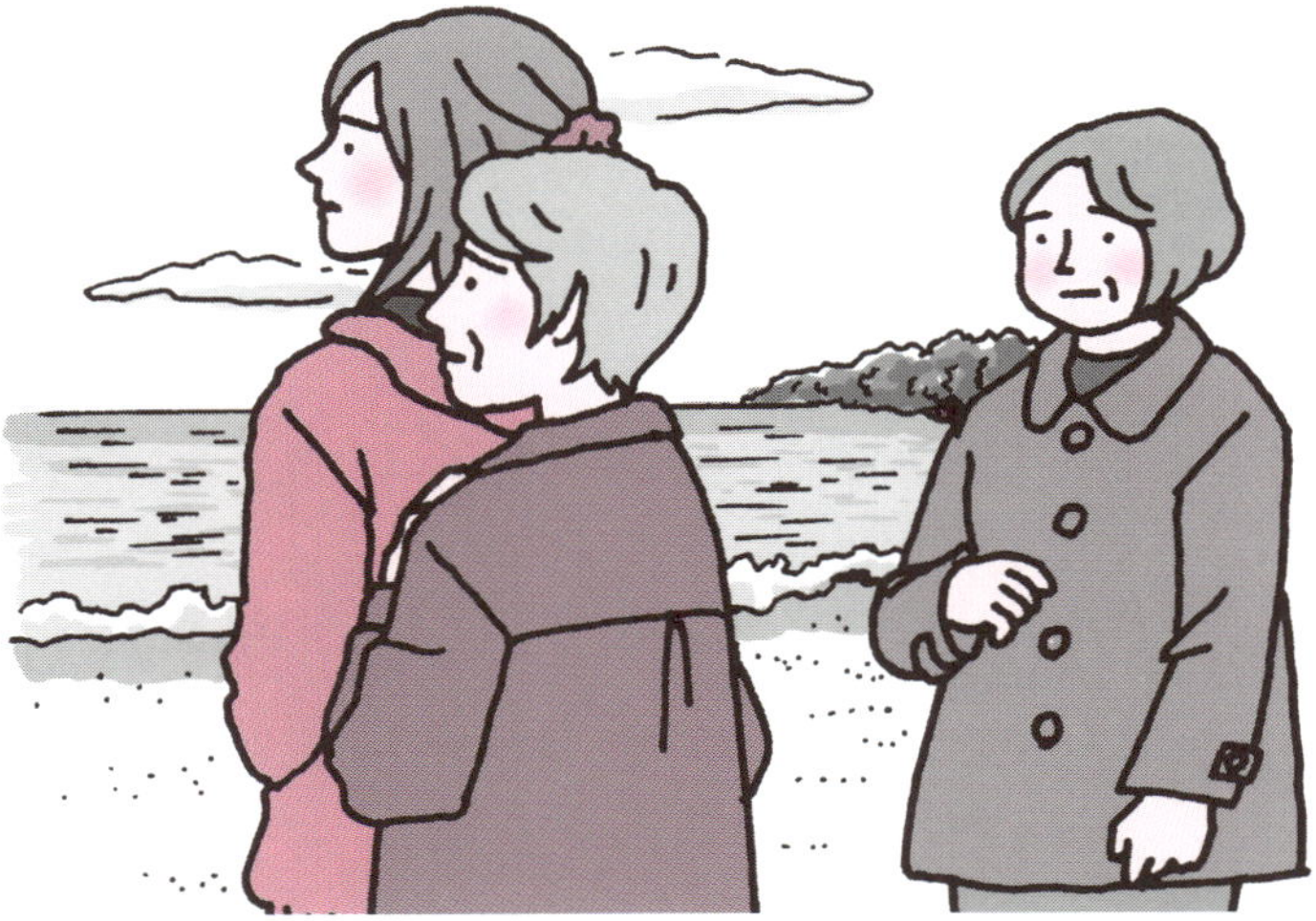

その場に行く

実体験に身を曝《さら》す方法。もっとも困難で苦痛を伴う治療法ですが、自然災害のように恐怖が大きい場合には、この方法を用いることが多くあります。

恐怖体験の場所に行き、なにも起こらないと理解することが安心感や達成感につながる。医師の指導のもと、支援者といっしょにおこなう

記録する

記憶に直面する方法。起こったことと感じたこと、すべてを記録します。同じできごとについて、この記録の作業を何度かくり返します。くり返すうちに、冷静にとらえることができるようになり、つらさが軽減されていきます。

書く
できるだけ詳細に記録する

手書きで
ワープロなどでなく、手書きのほうが有効だという研究がある

読み直す
書けない日は、読み直すだけでもいい

不安の変化

曝露された直後は不安が高まるが、時間がたつうちに不安はなくなっていく

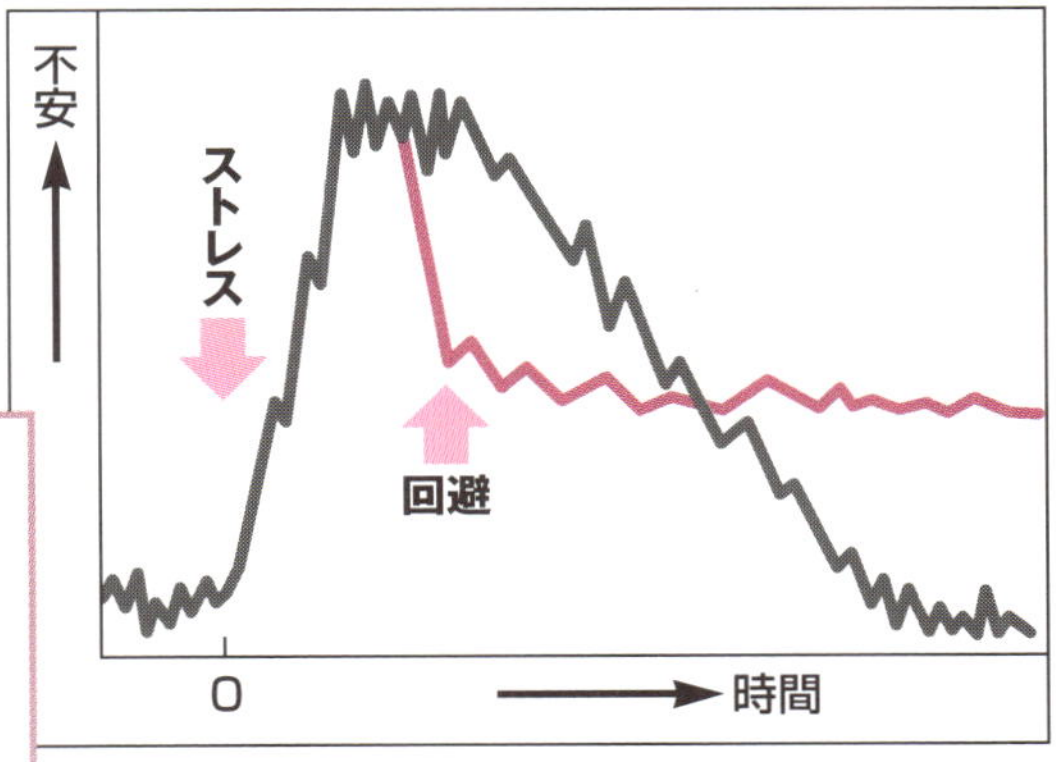

坂野雄二による

回避は逆効果

逃げれば速やかに不安が治まるが、また起こるのではないかと不安が続き、完全に安心できない。逃げなければ徐々に消える

況に身を置く方法です。そんなことになったら「自分は失神するだろう」「悪化するだろう」などと想像するでしょう。そこで、しばらくじっとがまんをして、予想しているようなひどい結果にならないことを、身をもって理解します。問題に直面しても抑うつや不安にならず、落ち着いた言動ができたことが自信になるのです。

生活療法

日常的に自分でできる具体的な方法

精神療法と同じくらい大切なのが生活療法です。
起床、就寝、食事の時間を大きくずらさないようにすることと、適度に体を動かすようにしましょう。

起床

朝食

朝

5つの時刻をはずさない

起床、就寝と3度の食事。この5つをおこなう時刻をある程度決めます。過度に厳密にする必要はありません。要は生活にリズムをつけることが目的です。

重要なポイント

起床後に朝の光を浴びることで、体内時計がリセットされる

むだなエネルギーを使わない

昼夜逆転の生活は心身をむだに消耗させる。人間も動物。明るいときには活動するようにできている

活動と休養のメリハリを

疲れるからといって一日中ダラダラしているのは逆効果。適度に体を動かし、休むようにするほうが、かえって疲れない

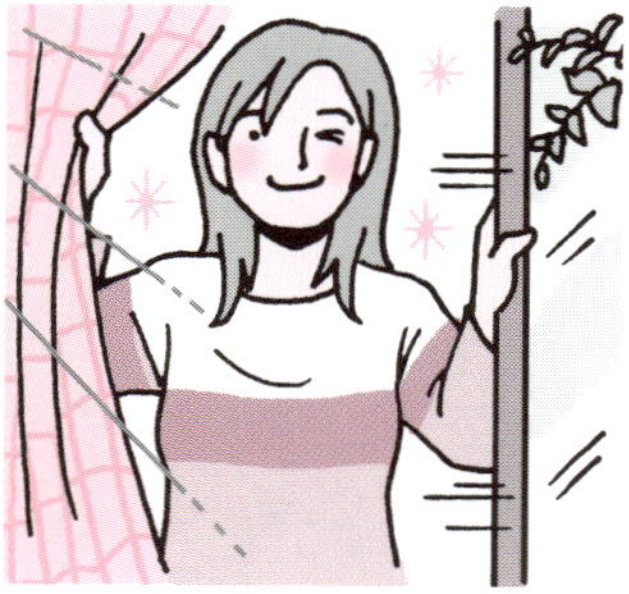

家族に頼らず、自分で起きよう

生活リズムをととのえる

学校や会社に行かなくなると、生活リズムが乱れやすくなります。これは回復の妨げ。食事と睡眠をとる時間を一定にして、生活リズムをととのえましょう。

適度な運動も必要です。おすすめは掃除。汚れを祓《はら》うという精神性を有しているうえ、清潔になって気分もさっぱりします。しかも家族から感謝されます。

一日に一回は他人と言葉を交わし、こころに緊張感をもつことが大切です。買い物に行って店員と話すだけでもよいのです。

「何もやることがない」のは気分を低下させます。一日間と一週間の行動予定表をつくりましょう。

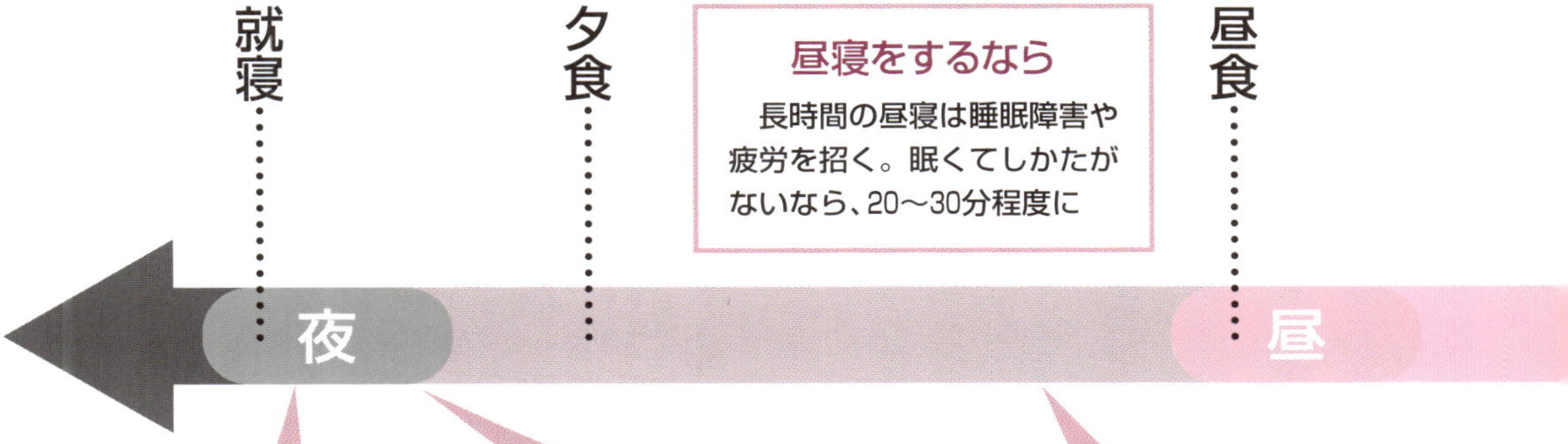

昼寝をするなら

長時間の昼寝は睡眠障害や疲労を招く。眠くてしかたがないなら、20～30分程度に

深夜に明るい光は×

テレビやスマホの明るさは、目から入り脳に達する光の信号となり、睡眠覚醒リズムを乱してしまう

寝る前にリラックス

深呼吸をしたり、入浴したりして、リラックスする

お菓子の買い溜めは×

適応障害でも非定型うつ病に近い病態では甘いものを大量に食べたがる傾向がある。しかし、摂食障害に結びつくし、栄養のバランスを崩す危険がある。食べることでのストレス発散は感心できない

VDT症候群に注意

Visual Display Terminalの略でVDT。パソコンや携帯端末機の画面操作を続けると、疲労感、頭重感、集中力低下、不安感が起こる病気

おすすめの運動

うつ病の回復には運動の効果があるという研究が発表されています。

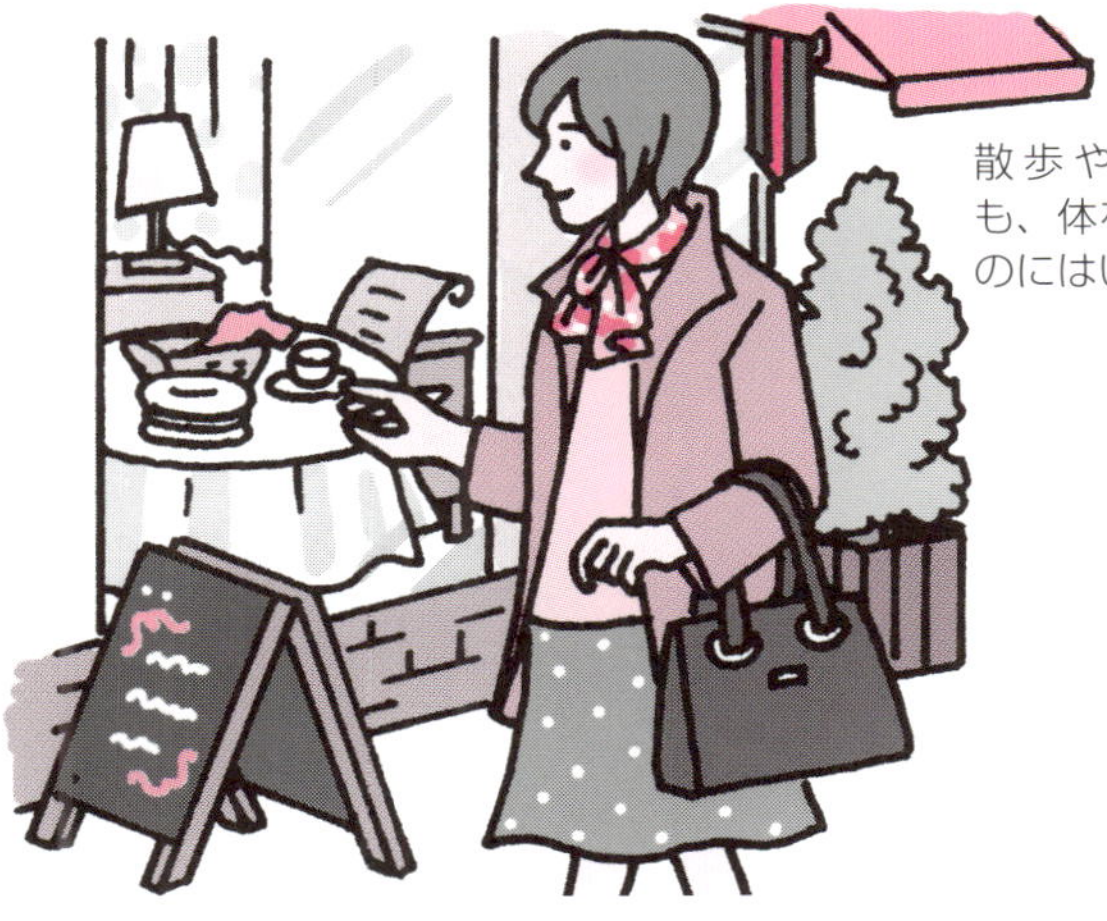

散歩や街歩きも、体を動かすのにはいい方法

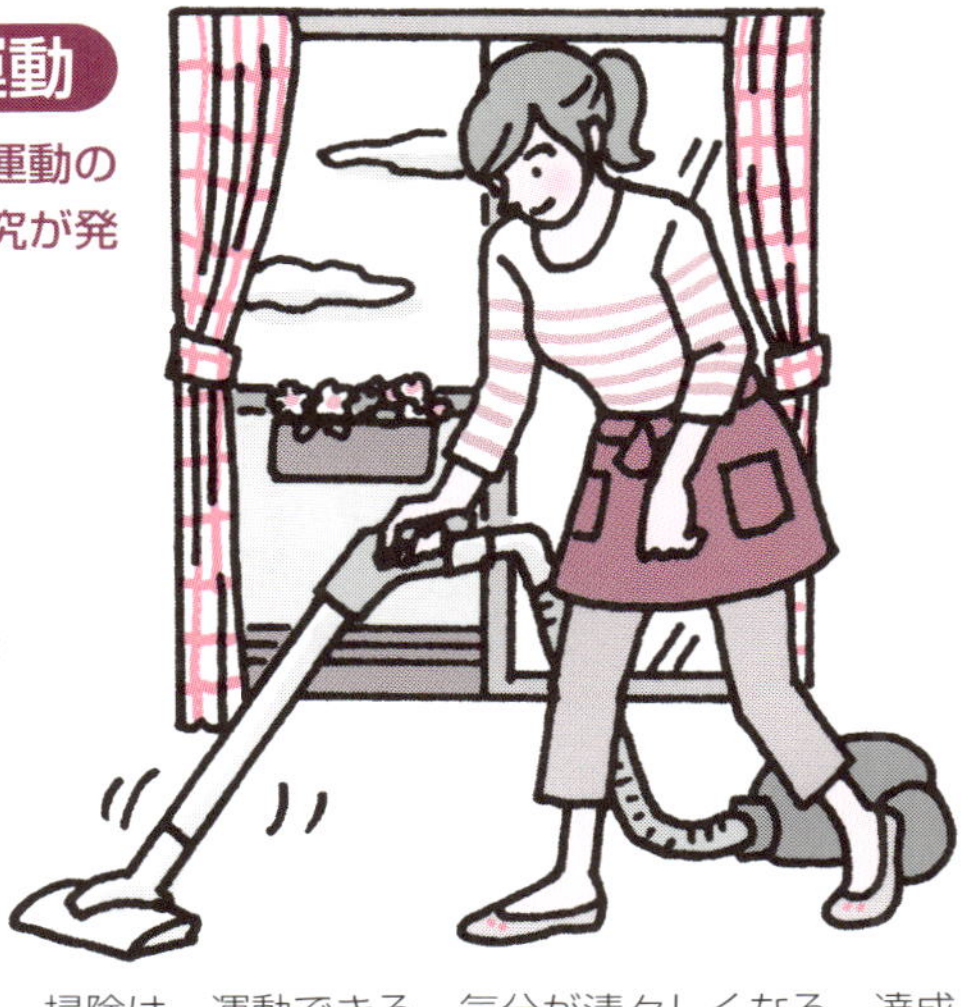

掃除は、運動できる、気分が清々しくなる、達成感が得られるなど、ぜひおこなってほしい

励ますより休ませることを考える

抑うつの症状がある人には、こころの休養が必要です。本人は「休んでなどいられない」と罪悪感をもつでしょうが、そのほうが回復が早くなる、とアドバイスします。

うつ病や不安症にならないうちに

適応障害は、原因となるストレスさえなければ、回復できる病気です。軽い抑うつがある程度のうちに、会社や学校を休めば、重症化せずにすみます。

周囲の人は激励や忠告より、しばやく休職や休学をしても、こころのエネルギーを回復させることが大切だと休養をすすめます。

ただし、休ませるのはこころ。すなわち、「他人に気をつかわない」ことであり、体を休ませてはいけません。適度に体を動かすことが必要です（→P88）。「心は楽しむべし、苦しむべからず。身は労すべし、休みすぎるべからず」（貝原益軒*の言葉）です。

＊貝原益軒：江戸時代の儒学者、教育家。健康書『養生訓』の著者

ストレスになりそうなことに注意

本人は、ストレスを自覚せず、がんばりすぎてしまうことがあります。周囲の人は、ストレスがかかりそうな状況のときには、注意して、つぶれる前に休養をすすめましょう。

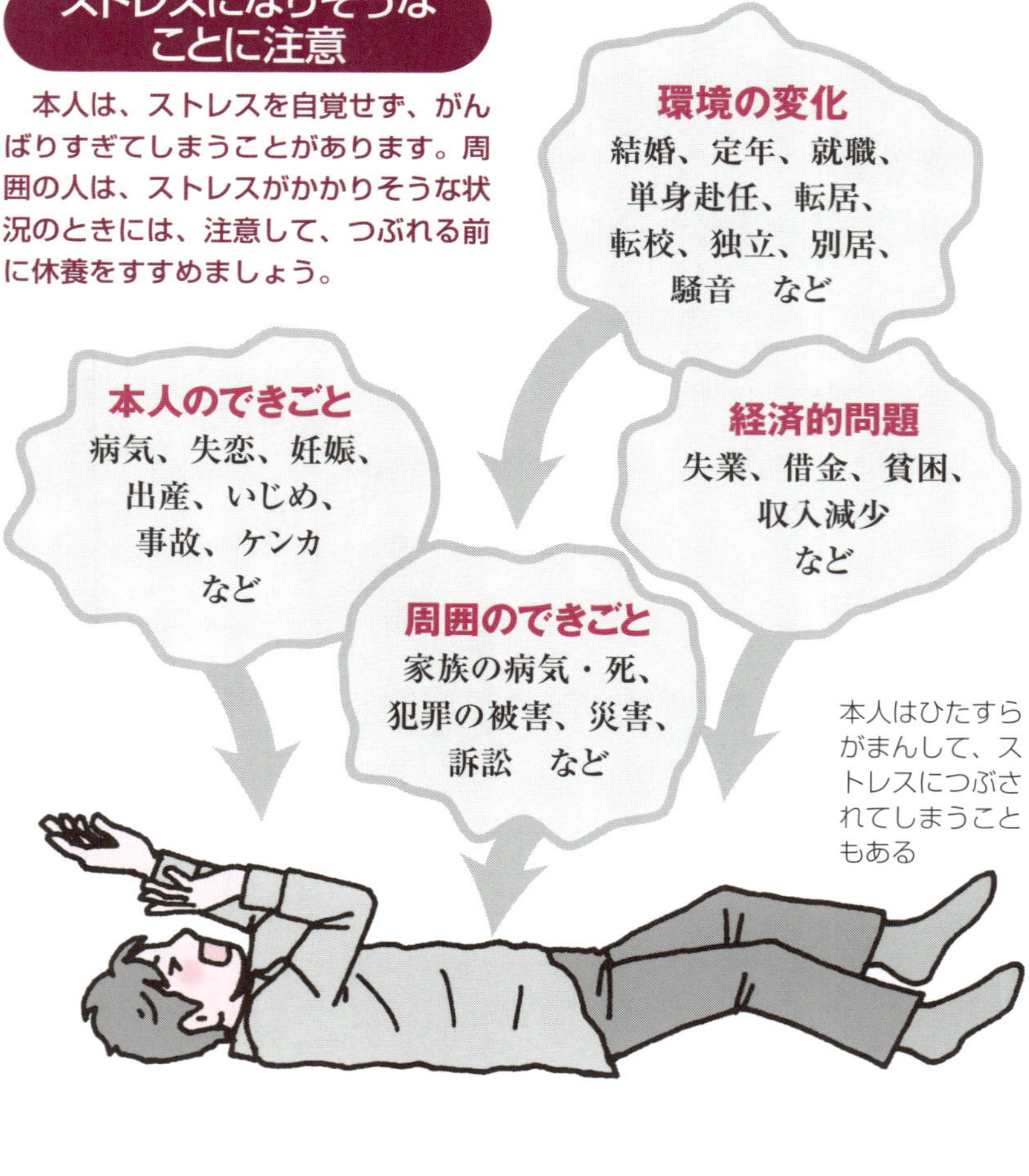
環境の変化
結婚、定年、就職、単身赴任、転居、転校、独立、別居、騒音　など
本人のできごと
病気、失恋、妊娠、出産、いじめ、事故、ケンカ　など
経済的問題
失業、借金、貧困、収入減少　など
周囲のできごと
家族の病気・死、犯罪の被害、災害、訴訟　など
本人はひたすらがまんして、ストレスにつぶされてしまうこともある

本人のようすの変化

大きな環境の変化のあと、こんなようすがあったら「最近、元気ないね」などと声をかけてみましょう。

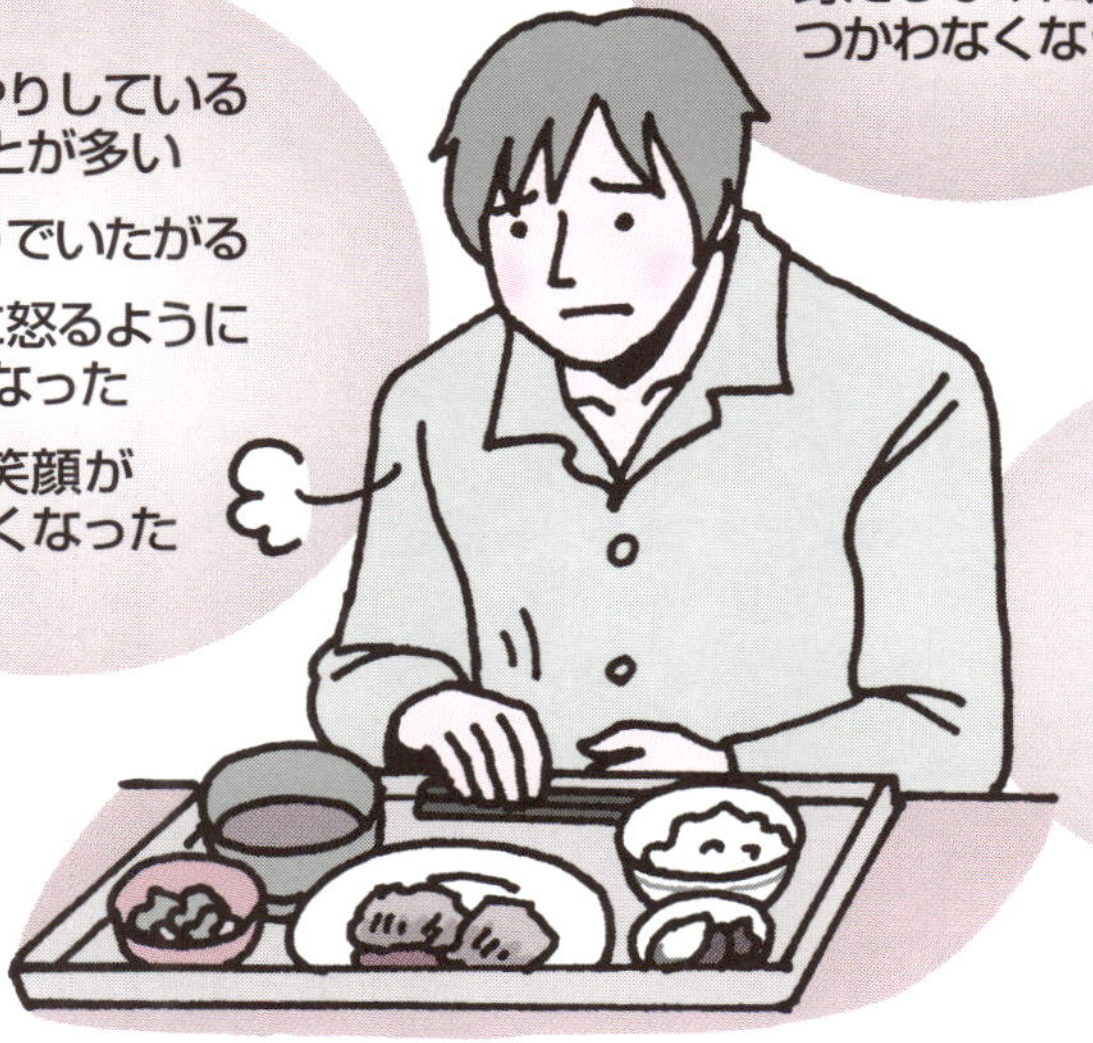

仕事の能率が落ちる

遅刻、欠勤が増える

身だしなみに気をつかわなくなった

ぼんやりしていることが多い

ひとりでいたがる

すぐに怒るようになった

笑顔がなくなった

食欲がなさそう

食欲がありすぎる

腹痛や嘔吐など体調がわるそう

予防したいのは

- 精神疾患
- 違法行為
- 自殺
- 依存症

周囲が避けたい言動

心配からの言葉でも、本人を傷つけることがあります。こんな言動は避けましょう。

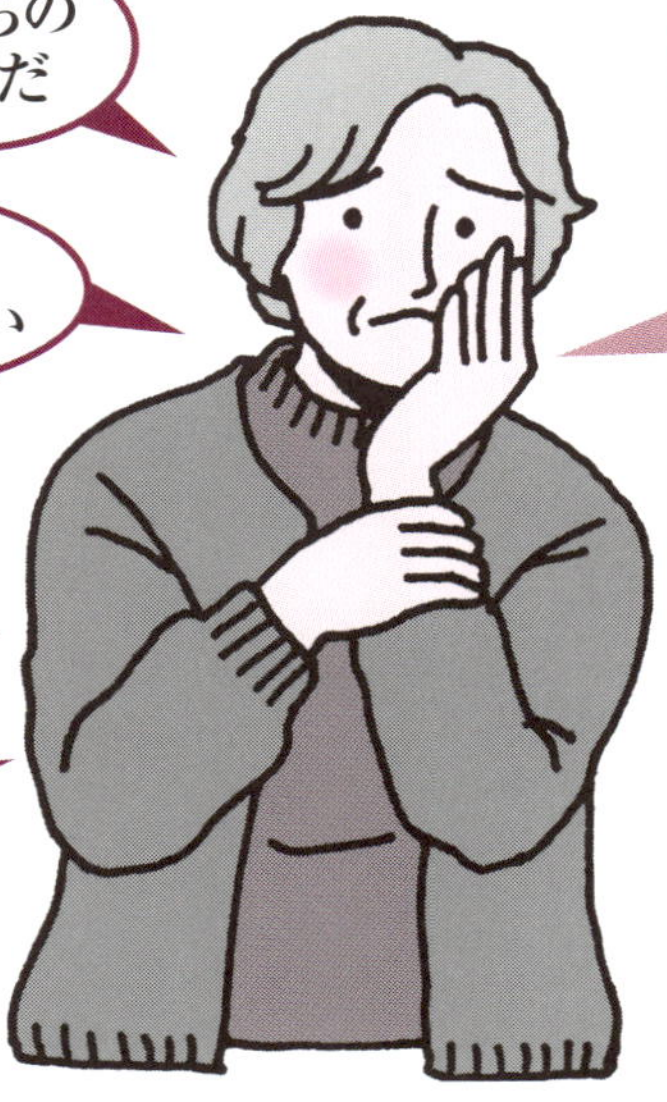

気持ちの問題だ

甘えているんじゃない

元気を出してがんばって

温泉にでも行ってきたら

病気を治してから来い

そんなに薬を飲んでだいじょうぶか

例外も

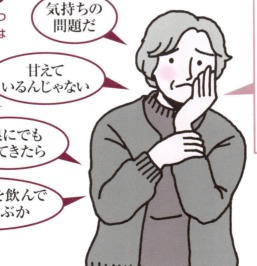

気分反応性や対人過敏性が顕著な非定型うつ病に近い適応障害では、過度に保護的になるより、少しは激励したほうがいい。冷静かつ客観的な態度で接する

職場のケア

メンタルヘルス対策が求められる

こころの病気で休職する人が増え、企業経営にも影響を及ぼしている昨今。各企業では職場内に健康管理室を設けたり、外部の医療機関と提携したりなど、こころの病の予防に努めています。

こころの健康を守るのは

従業員には心身ともに健康で業務をおこなう務めがあります。職場には、従業員の心身の健康に配慮する務めがあります。

①本人

健康は自分で守るのが原則。職場に対応を求めるだけでなく、セルフケアも重要

②上司

部下のようすを直接見られる立場。仕事の進め方や割り振りの管理をする

③事業者

事業者（雇用主）は、従業員の心身の健康と安全に配慮すべき義務と責任があると、労働安全衛生法に定められている

④職場内

産業医、保健師、看護師、心理相談員、カウンセラーなど

相談、アドバイス、支援などをおこなう。専門医につなげることも

⑤職場外

病院、クリニックのほか、職場が外部の医療機関と契約することも

相談、アドバイスのほか、診断、治療など。産業医と連絡し合い職場復帰の支援も

ストレスの原因をつくらない

量が多すぎたり、能力的に無理だったりする仕事を与えないようにします。

また、仕事の内容や質が報酬（給与）と合っていないと感じさせるのもストレスになります。目的がわからず働かされたり、能力があるのになにも自分で決められないこともストレスになります。

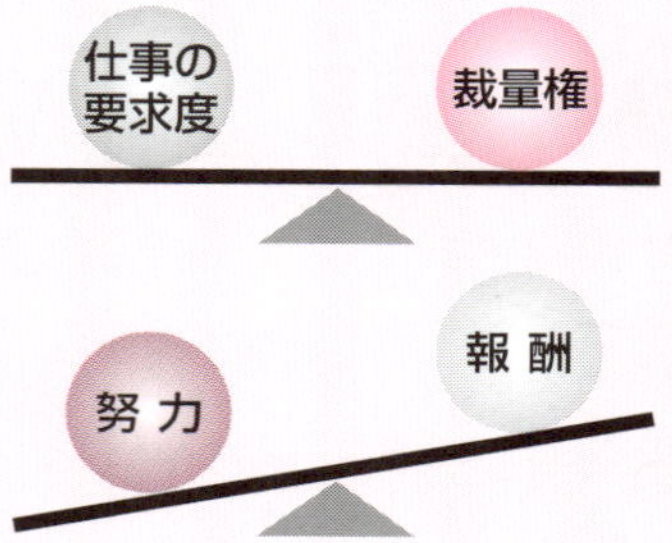

バランスがとれていないとストレスを感じる

こころと体の健康を守る義務がある

職場には従業員の心身の健康を守るため、安全配慮が義務づけられています。職場では、過重労働の防止、うつ病予防のためのカウンセリング、仕事復帰のプログラムづくりなど、さまざまな対策を講じています。

ただ、こころの病気は環境の変化や過重労働だけが原因ではなく、本人のストレス耐性の弱さによるところも大です。職場は、新入社員教育や長期休職者への対応に苦慮しているのが実情です。

悩んでいる人を支える

自分から言い出せないまま悩んでいることもあります。ようすを見て、声をかけましょう。

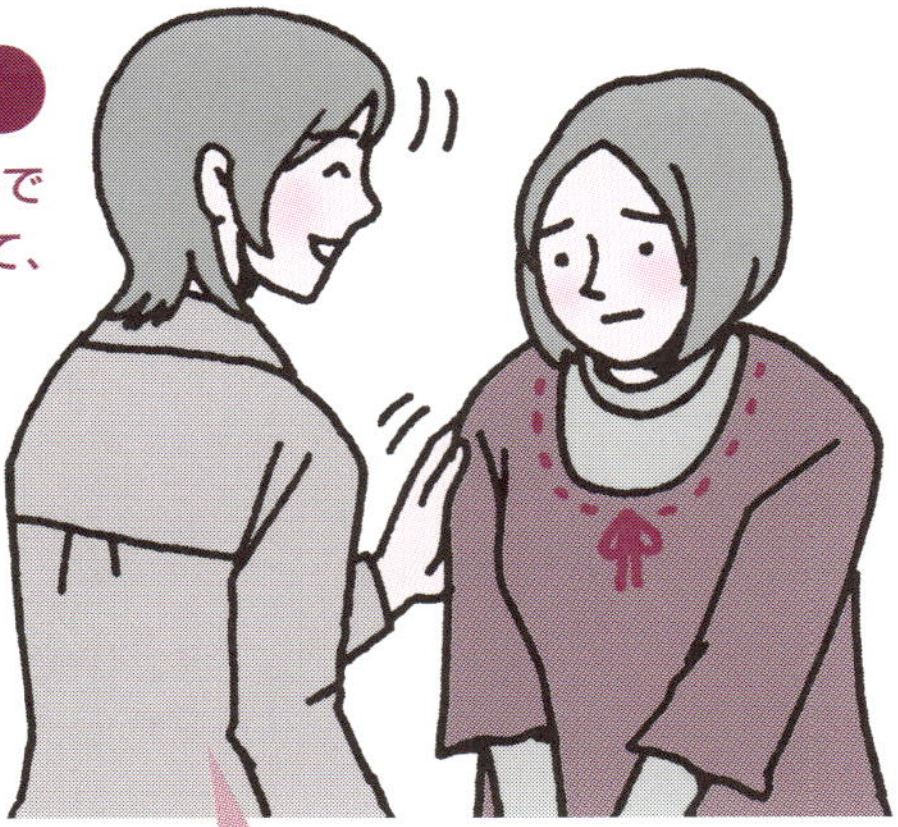

見つける

本人のようすに注意する

話を聞く

悩みや困惑していることがないか尋ね、真摯《しんし》に聞く

つなげる

必要なら健康相談室や医療機関に行くようすすめる

支える

就業規則を考慮しながら、今後の働き方などの相談にのる

復帰を支える

時短労働など、円滑に復帰できるよう労働条件をととのえる

貴重な人材

悩みや相談ごとにのれる人はそう多くはいない。貴重な人材として職場内で評価することも必要

個人情報をもらさない

管理上必要な一部を除き、相談内容や病気の情報を、本人の了解なしにもらしてはならない

周囲の人へも配慮

休職者のぶんまで働いている従業員はいるはず。負担がかかりすぎないよう配慮を

目に余るケースも

休職期間が切れそうになるたびに違う病名の診断書を提出しては長期の休職をくり返したり、言い訳をしながらの遅刻が続いていたり……。場合によっては、「通常の業務が不可能なら解雇もありうる」と予め伝えておくこともやむをえないでしょう。

自殺防止

抑うつがあると自殺の危険性が高くなる

こころの病があって、自殺に至った場合、その病気が原因だと考えがちですが、適応障害の場合は、もう少し細かく見る必要があります。

自殺行動の率

自殺行動の率はうつ病などの気分障害が多いのですが、適応障害からうつ病へ移行した例も考えられます。適応障害では、向精神薬の大量摂取が自殺方法の半数以上という報告もあります。

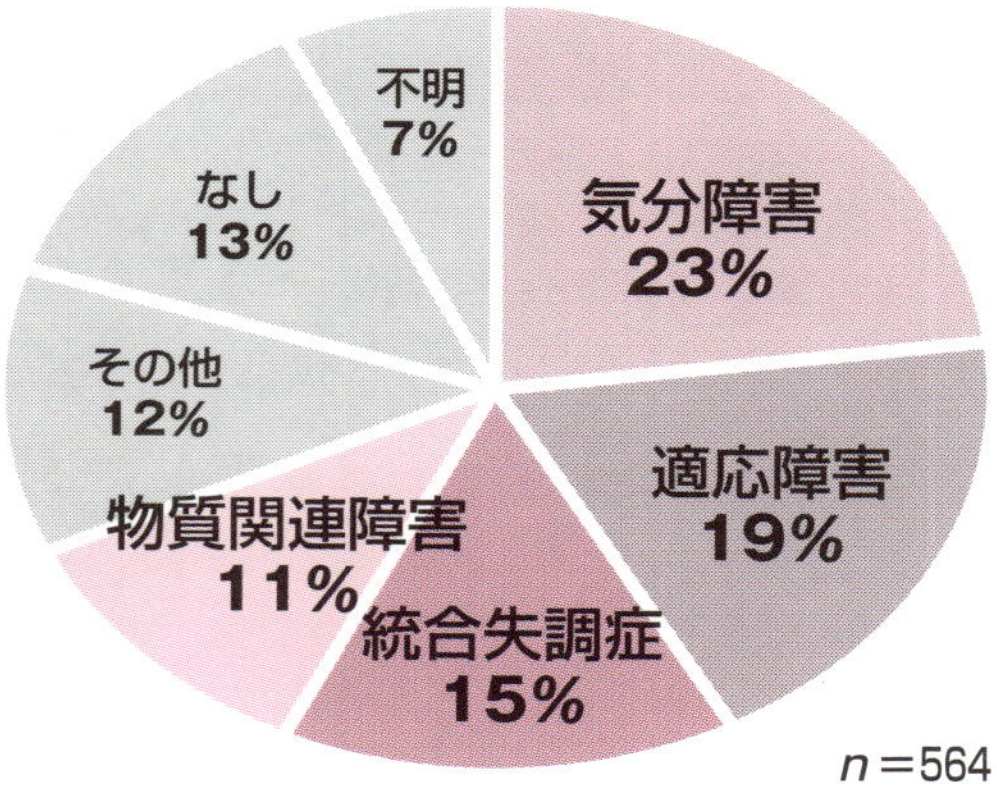

気分障害 23%
適応障害 19%
統合失調症 15%
物質関連障害 11%
その他 12%
なし 13%
不明 7%
n＝564

張賢徳「うつと自殺」より河西千秋調査データ
『脳とこころのプライマリケア.1』シナジー

危険因子

自殺の原因をひとつにしぼることは困難です。精神疾患のほか、複数の因子が挙げられます。

経済的因子
失業、経済的損失、返済不能の借金など

環境因子
孤立、支援のなさ、重要な他者の死など

性格傾向
気質、衝動性、視野の狭さ、思い込みなど

自殺の情報
自殺方法を得る、自殺未遂歴など

うつ病よりも自殺率は低いが

精神疾患は自殺の原因のひとつです。なかでも、うつ病がもっとも重要な自殺の危険因子となっています。自責の念にとらわれ、将来を悲観し、自分など生きていてもしかたがないと思い詰め、自殺してしまうのです。

　適応障害でも自殺を考える患者さんはいますが、その考えをもち続ける期間が短いようです。ただし、抑うつの症状が強い場合には自殺の危険性が高くなります。自殺の考えは本人が思っている以上に言動に現れるので、周囲の人は注意していましょう。

声をかける

自殺を考えていても、ひきがねになるのは孤立することです。他者が声をかけることで、自殺を思いとどまったという人は多くいます。

「死にたい」と言っていたら

つらそうなようすだったら

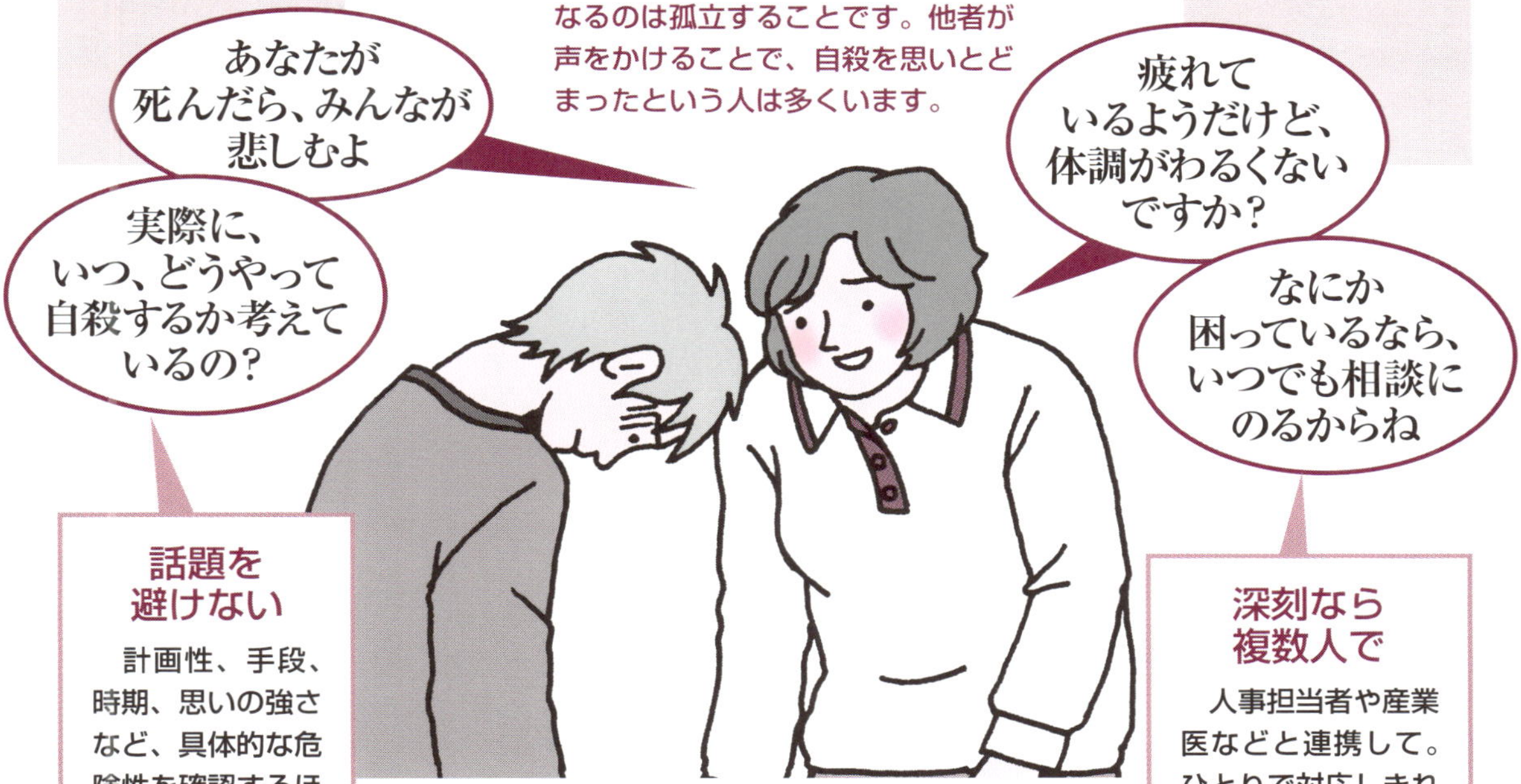
あなたが死んだら、みんなが悲しむよ
実際に、いつ、どうやって自殺するか考えているの？
疲れているようだけど、体調がわるくないですか？
なにか困っているなら、いつでも相談にのるからね

「何でも話して」と声をかけ、自殺をしない約束をする

話題を避けない

計画性、手段、時期、思いの強さなど、具体的な危険性を確認するほうがいい

深刻なら複数人で

人事担当者や産業医などと連携して。ひとりで対応しきれなくなることもある

相談窓口

●厚生労働省
「支援情報検索サイト」で検索。厚生労働省自殺対策推進室が運営。電話やメールなどの、代表的な相談窓口が確認できる　https://shienjoho.go.jp/
「SNS 相談を行う団体 厚生労働省」で検索。メール相談の連絡先がわかる

●こころの健康相談統一ダイヤル
ナビダイヤル 0570-064-556
電話をかけた所在地の公的な相談機関に接続される

●こころの耳
働く人のメンタルヘルス・ポータルサイト
https://kokoro.mhlw.go.jp/

●自殺総合対策推進センター
都道府県、政令指定都市の相談窓口一覧
https://jscp.or.jp/community/center.html

●いのちの電話
ナビダイヤル 0570-783-556
フリーダイヤル 0120-783-556　16:00～21:00（毎月10日は8:00～24時間）
東京 03-3264-4343
大阪 06-6772-1121
そのほかの地域は、「日本いのちの電話連盟」→「全国のいのちの電話」で検索。メール相談は「日本いのちの電話連盟」→「インターネット相談」で検索
一般社団法人日本いのちの電話連盟が運営

●よりそいホットライン
フリーダイヤル 0120-279-338
携帯電話からでも OK。一般社団法人社会的包摂サポートセンターが運営

2024 年 5 月現在

回復は新しい自分のスタート

薬物療法で症状を抑えながら精神療法を続けるうちに、ほとんどの人は回復していきます。適応障害になったことは一時の寄り道と考え、この経験を生かす道を考えましょう。

成人　軽度のうつ病、高齢者なら認知症との区別をしっかりつける。適応障害なら、5年後には7割以上が治癒している

5年後

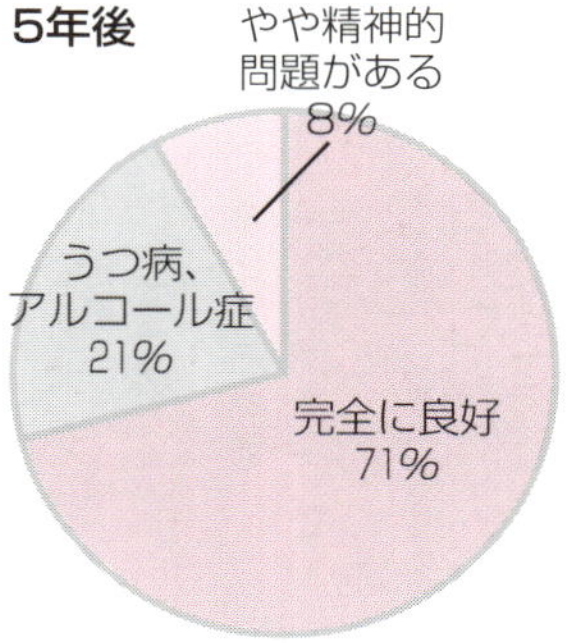
やや精神的問題がある
8%
うつ病、アルコール症
21%
完全に良好
71%

青年　症状が慢性化したり、行動の障害があると2次的、3次的な障害に至る。別の病気の前触れとして適応障害が現れていることも多い

5年後

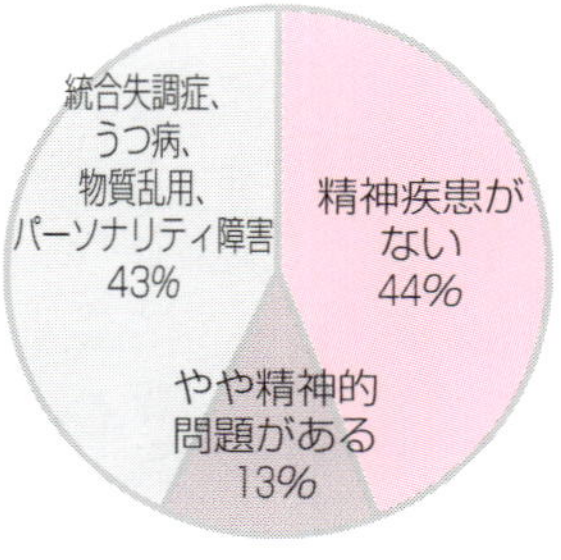
統合失調症、うつ病、物質乱用、パーソナリティ障害
43%
精神疾患がない
44%
やや精神的問題がある
13%

アンドリアセンらの調査（飛鳥井望「適応障害をめぐって」原田誠一編『適応障害』日本評論社）より

5年後の状況

適応障害は比較的治りやすい病気で、患者さんの5年後の状況を見ると、多くの人が治癒しています。

ただ、適応障害が重症化したり、ストレスを乗り越えられなかったりして、ほかの病気を発症している人も少なくありません。とくに青年では、ほかの精神疾患への移行者が多いので、経過を見ていくことが大切です。

ストレスに負けない人間になる

適応障害は回復しうる病気です。回復した人のほとんどは、今までの自分と変わったといいます。体の病気でも免疫力がつくように、こころの病でもストレス耐性がつくからと考えられます。

病気のもとになったストレスは人生の一大転機でした。今後また別のストレスに遭遇しても、乗り越えていけるよう、さらにストレス耐性を高めましょう。

しかし、回復が進まず、どうしても適応できなければ、現在の環境を変えることも検討します。職場に適応できない場合、健康を犠牲にしてまでもそこで働きつづけるかどうかを考え、状況によっては転職もやむをえないでしょう。

ストレス耐性を強くするもの

ストレスに耐え、処理する力はどのようにつくられるのか。米国の医療社会学者アントノフスキーは「健康生成論」として、まとめています。

良質な人生経験 → **SOC（首尾一貫感覚）が高まる**

ストレスをうまく処理した経験 → **SOC（首尾一貫感覚）が高まる**

SOCはsense of coherenceの略。

- できごとや状況は、予測・説明できると感じられる
- 家族や友人、同僚、上司などの力を借りてなんとかできると感じられる
- 人生は生きる意味があると感じられる

＝ 信頼できる人の支えを得て、困難に立ち向かい、自分は耐えられると感じる力がつく

坂村雄「ストレスとうつ－ストレス対処法－」鹿島晴雄・宮岡等編『よくわかるうつ病のすべて』（永井書店）を参考に作成

用いた資源

- ■心理社会的資源
  - もの・金　知識　知力
  - 自我アイデンティティ
  - 社会的支援　社会的な絆
  - 文化的安定性
  - 宗教・哲学・芸術
  - 保健予防志向　など
- ■体質・気質的資源

健康的にストレス解消を

健康的なストレス解消法を身につけるのも、ストレス耐性を高めるよい方法です。

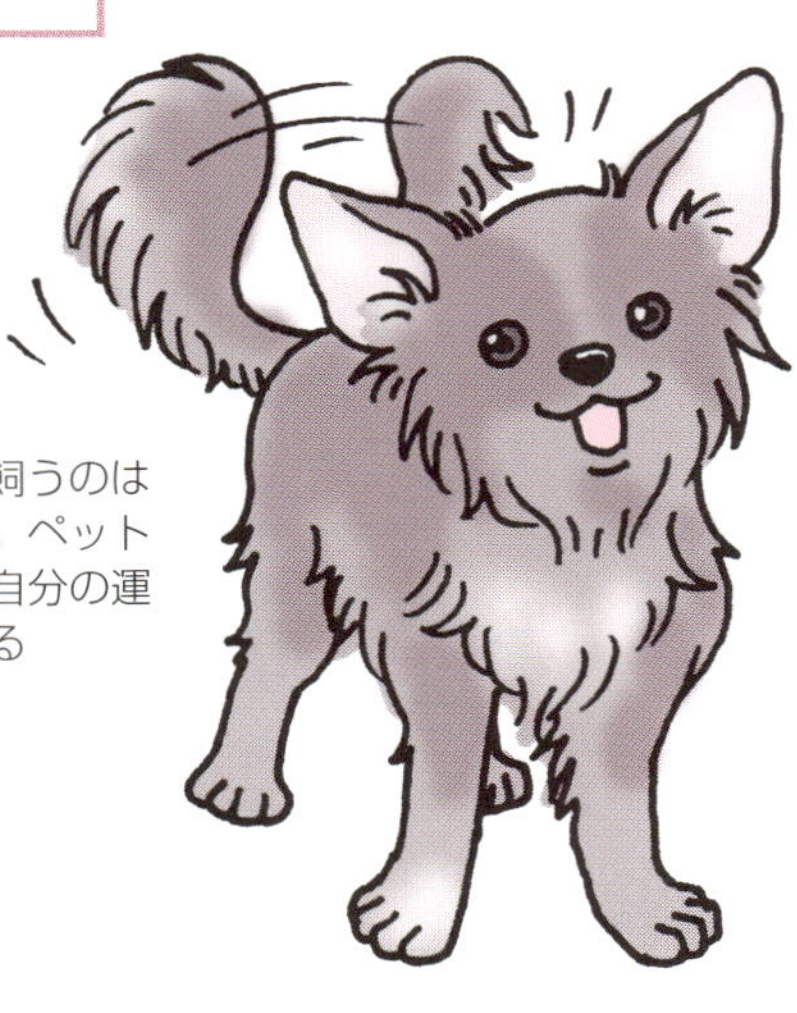

ペットを飼うのはおすすめ。ペットの散歩は自分の運動にもなる

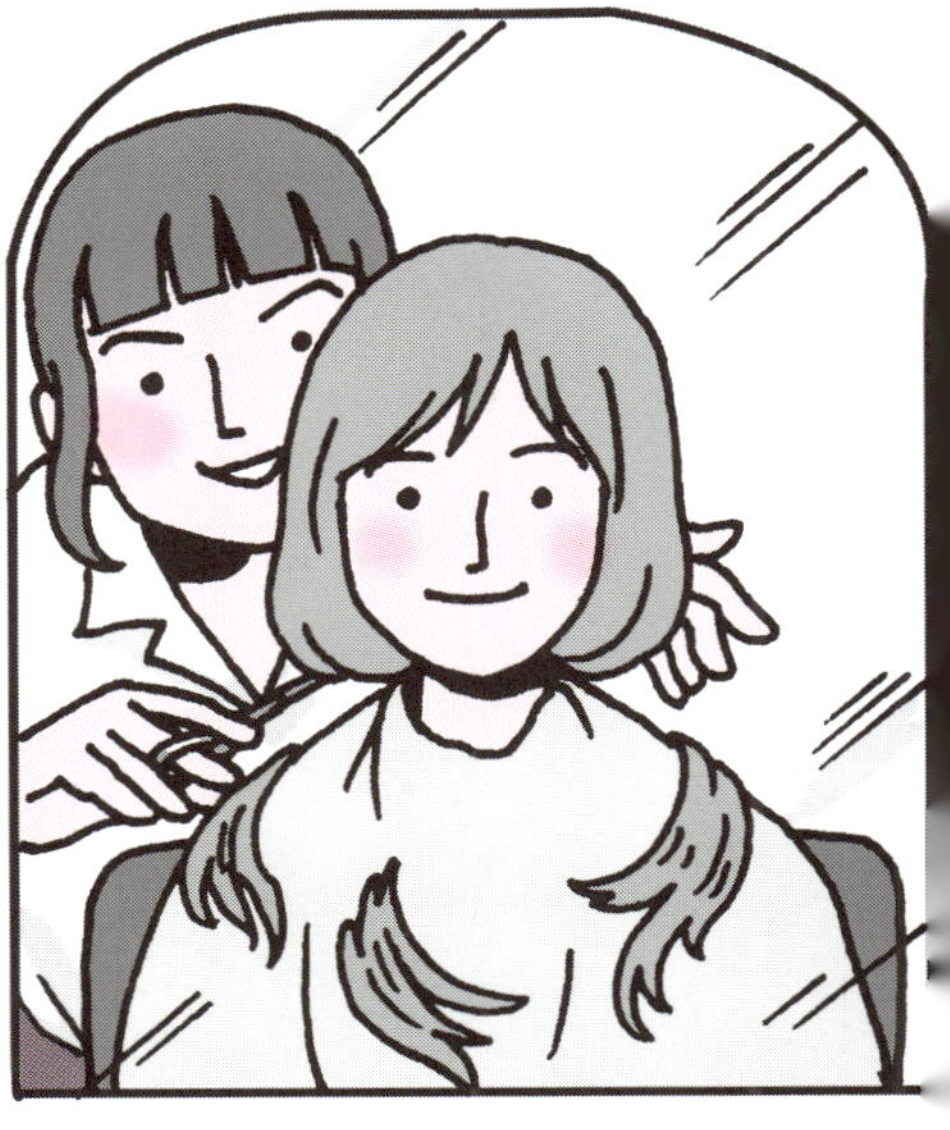

髪を切ると気分もさっぱりする

回復②

大切なのは本人の「よくなりたい」気持ち

病気を治すのは医師やカウンセラーではありません。誰かの健康ではなく自分の健康なのです。正しい知識と広い視野をもつとともに、自分で治そうという意識が大切です。

将来を想像する

マイナス思考から脱しましょう。将来どのような自分になりたいかを想像し、そのイメージを実現する手段を具体的に考えてみます。

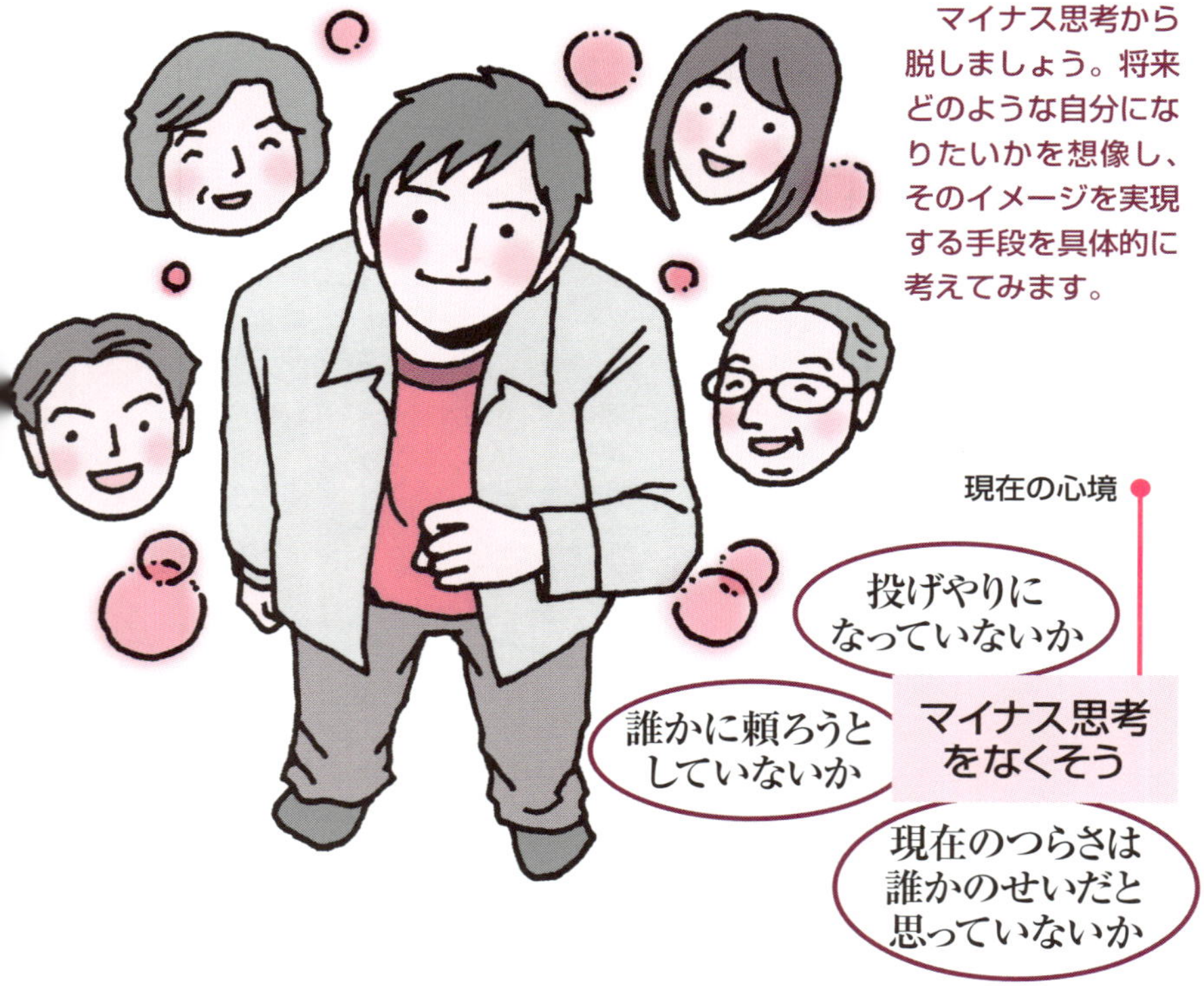

現在の心境
投げやりになっていないか
マイナス思考をなくそう
誰かに頼ろうとしていないか
現在のつらさは誰かのせいだと思っていないか

家族や友人にかこまれ、元気に働いたり学んだりしている自分をイメージしてみる

「念」のような強い気持ちをもって

ささいなことに傷つくのは、感受性が亢進《こうしん》しているからともいえます。その感受性をネガティブなものに向けず、「花がきれい」などポジティブなものに向けるほうが、いいと思いませんか。

自責の念をもつことは病気の回復にプラスにはなりません。後悔ではなく反省し、次に生かせばいいのです。病気になったのは○○のせいだと、周囲の人々に怨念をもつのも避けましょう。

誰かを責めたり治してもらおうと頼ったりしていては、回復は望めません。治療は自分が主体になり、絶対に治そうという、念じるような強い気持ちが必要です。

●編集協力　オフィス201
●カバーデザイン　松本　桂
●カバーイラスト　長谷川貴子
●本文デザイン　勝木デザイン
●本文イラスト　秋田綾子

健康ライブラリー　イラスト版

新版《しんぱん》　適応障害《てきおうしょうがい》のことがよくわかる本《ほん》

2018年10月2日　第１刷発行
2024年6月17日　第５刷発行

監　修　貝谷久宣（かいや・ひさのぶ）
発行者　森田浩章
発行所　株式会社講談社
東京都文京区音羽二丁目12-21
郵便番号　112-8001
電話番号　編集　03-5395-3560
販売　03-5395-4415
業務　03-5395-3615
印刷所　TOPPAN株式会社
製本所　株式会社若林製本工場
N.D.C.493　98p　21cm

ISBN978-4-06-513316-3

■監修者プロフィール
貝谷 久宣（かいや・ひさのぶ）
1943年、名古屋市生まれ。医療法人和楽会理事長。名古屋市立大学医学部卒。ミュンヘンのマックス・プランク精神医学研究所に留学。岐阜大学医学部助教授、自衛隊中央病院神経科部長を経て、93年、なごやメンタルクリニック開院。97年、赤坂クリニック開院。医学博士。99年から5年間、東京大学医学部非常勤講師。現在は京都府立医科大学客員教授。パニック障害や社交不安障害の第一人者。主な著書に『気まぐれ「うつ」病』（ちくま新書）、『マインドフルネス・レクチャー――禅と臨床科学を通して考える』（熊野宏昭、玄侑宗久との共著／金剛出版）、『脳内不安物質』（講談社ブルーバックス）、監修書に健康ライブラリーイラスト版『非定型うつ病のことがよくわかる本』（講談社）など。

■参考資料
貝谷久宣『気まぐれ「うつ」病』ちくま新書
貝谷久宣『新版 不安・恐怖症－パニック障害の克服』講談社
伊藤絵美『認知療法・認知行動療法カウンセリング』星和書店
内山真総監修『別冊ＮＨＫきょうの健康 睡眠の病気』ＮＨＫ出版
鹿島晴雄・宮岡等編『よくわかる うつ病のすべて』永井書店
小杉正太郎・齋藤亮三著『ストレスマネジメントマニュアル』弘文堂
高橋三郎ほか監訳『DSM-5 精神疾患の診断・統計マニュアル』医学書院
融道男ほか監訳『ICD-10 精神および行動の障害 臨床記述と診断ガイドライン』医学書院
原田誠一編『適応障害』日本評論社
平木典子『アサーション・トレーニング』日本・精神技術研究所
古川壽亮監訳『不安障害の認知行動療法(3) 患者さん向けマニュアル』星和書店
松崎博光『マジメすぎて、苦しい人たち』ＷＡＶＥ出版
渡辺登監修『職場不適応症』講談社
『ケ セラ セラ<こころの季刊誌>』医療法人和楽会

講談社　健康ライブラリー　イラスト版／スペシャル

新版　入門　うつ病のことがよくわかる本

六番町メンタルクリニック所長
野村総一郎　監修

典型的なうつ病から、薬の効かないうつ病まで、最新の診断法・治療法・生活の注意点を解説。

ISBN978-4-06-259824-8

新版　双極性障害のことがよくわかる本

六番町メンタルクリニック所長
野村総一郎　監修

絶好調かと思えばどん底。その苦しさは双極性障害かも。財産、家族、命までも失いかねない病気。早期発見を！

ISBN978-4-06-259813-2

認知行動療法のすべてがわかる本

千葉大学大学院医学研究院教授
清水栄司　監修

治療の流れを、医師のセリフ入りで解説。考え方の悪循環はどうすれば治るのか。この一冊でわかる。

ISBN978-4-06-259444-8

摂食障害がわかる本
思春期の拒食症、過食症に向き合う

跡見学園女子大学心理学部臨床心理学科特任教授
鈴木眞理　監修

太る恐怖、飢餓がまねく食への執着、過食の衝動……。摂食障害の原因、経過から治療法、接し方まで解説。保護者、先生の必読書！

ISBN978-4-06-531395-4

トラウマのことがわかる本
生きづらさを軽くするためにできること

こころとからだ・光の花クリニック院長
白川美也子　監修

つらい体験でできた「心の傷」が生活を脅かす。トラウマの正体から心と体の整え方まで徹底解説！

ISBN978-4-06-516189-0

大人の発達障害　グレーゾーンの人たち

林　寧哲、ＯＭｇｒａｙ事務局　監修

ある程度は社会に適応できているのに、生きづらい……発達障害「かもしれない」人へ、診断、対応法を徹底解説。

ISBN978-4-06-520610-2

講談社　こころライブラリー　イラスト版

統合失調症の人の気持ちがわかる本

伊藤順一郎　監修
ＮＰＯ法人　地域精神保健福祉機構（コンボ）　監修

ほかの人はどうしている？　自分の気持ちをわかってほしい。本人や家族の声を集めて、心のありかたを徹底図解！

ISBN978-4-06-278961-5

うつ病の人の気持ちがわかる本

大野裕、ＮＰＯ法人コンボ　監修

病気の解説本ではなく、本人や家族の心を集めた本。言葉にできない苦しさや悩みをわかってほしい。

ISBN978-4-06-278966-0